Benoit Erra

TEP/TDM au 18F-FDG et tumeurs germinales testiculaires

Benoit Erra

TEP/TDM au 18F-FDG et tumeurs germinales testiculaires

Rôle pronostique de la 18F-FDG TEP/TDM dans les tumeurs germinales testiculaires

Presses Académiques Francophones

Impressum / Mentions légales
Bibliografische Information der Deutschen Nationalbibliothek: Die Deutsche Nationalbibliothek verzeichnet diese Publikation in der Deutschen Nationalbibliografie; detaillierte bibliografische Daten sind im Internet über http://dnb.d-nb.de abrufbar.
Alle in diesem Buch genannten Marken und Produktnamen unterliegen warenzeichen-, marken- oder patentrechtlichem Schutz bzw. sind Warenzeichen oder eingetragene Warenzeichen der jeweiligen Inhaber. Die Wiedergabe von Marken, Produktnamen, Gebrauchsnamen, Handelsnamen, Warenbezeichnungen u.s.w. in diesem Werk berechtigt auch ohne besondere Kennzeichnung nicht zu der Annahme, dass solche Namen im Sinne der Warenzeichen- und Markenschutzgesetzgebung als frei zu betrachten wären und daher von jedermann benutzt werden dürften.

Information bibliographique publiée par la Deutsche Nationalbibliothek: La Deutsche Nationalbibliothek inscrit cette publication à la Deutsche Nationalbibliografie; des données bibliographiques détaillées sont disponibles sur internet à l'adresse http://dnb.d-nb.de.
Toutes marques et noms de produits mentionnés dans ce livre demeurent sous la protection des marques, des marques déposées et des brevets, et sont des marques ou des marques déposées de leurs détenteurs respectifs. L'utilisation des marques, noms de produits, noms communs, noms commerciaux, descriptions de produits, etc, même sans qu'ils soient mentionnés de façon particulière dans ce livre ne signifie en aucune façon que ces noms peuvent être utilisés sans restriction à l'égard de la législation pour la protection des marques et des marques déposées et pourraient donc être utilisés par quiconque.

Coverbild / Photo de couverture: www.ingimage.com

Verlag / Editeur:
Presses Académiques Francophones
ist ein Imprint der / est une marque déposée de
OmniScriptum GmbH & Co. KG
Heinrich-Böcking-Str. 6-8, 66121 Saarbrücken, Deutschland / Allemagne
Email: info@presses-academiques.com

Herstellung: siehe letzte Seite /
Impression: voir la dernière page
ISBN: 978-3-8381-4736-9

Zugl. / Agréé par: tours, université françois rabelais, 2012

Copyright / Droit d'auteur © 2014 OmniScriptum GmbH & Co. KG
Alle Rechte vorbehalten. / Tous droits réservés. Saarbrücken 2014

SOMMAIRE

Liste des abréviations 3
Liste des tableaux et figures 5

1. Introduction 7

2. Tumeurs germinales du testicule, rappels 8
   2.1 Epidémiologie 8
   2.2 Facteurs de risque 8
   2.3 Formes histologiques 8
   2.4 Diagnostic 9
   2.5 Outils de stadification 11
   2.6 Stadification 13
   2.7 Traitement initial 21
   2.8 Prise en charge des masses résiduelles après chimiothérapie 25
   2.9 Prise en charge des récidives et maladies réfractaires 26
   2.10 Prise en charge des récidives tardives 26
   2.11 Surveillance 26

3. Revue de la littérature 28
   3.1 Guide de bon usage de la TEP/TDM au 18FDG en oncologie 28
   3.2 Liste des indications de la TEP/TDM au 18FDG en oncologie aux USA 31
   3.3 Rôle pronostique de la TEP/TDM au 18FDG en oncologie 32
   3.4 Apport de la TEP/TDM dans la prise en charge des cancers testiculaire 37

4. Notre étude : Rôle pronostique de la TEP/TDM au 18FDG dans les tumeurs germinales du testicule 46
   4.1 Introduction 46
   4.2 Matériel et méthodes 46
      4.2.1 Critères d'inclusion 46
      4.2.2 Méthodologie d'acquisition des données d'imagerie 47
      4.2.3 Méthodologie d'analyse des résultats 47
   4.3 Résultats 48

4.3.1 Analyse descriptive	48
4.3.2 Analyse statistique univariée	56
4.4 Discussion	60
5. Conclusion	61
Références	62
Annexes	67
1 Analyse statistique	67
2 Méthodologie TEP/TDM-FDG	71

LISTE DES ABREVIATIONS

18-FDG : Fluorodéoxyglucose marqué au fluor 18
αFP : Alpha Foetoprotéïne
ADC : Apparent Diffusion Coefficient
ADP : Adénopathie
AJCC : American Joint Committee on Cancer
AMM : Autorisation de mise sur le marché
BEP : Bléomycine Etoposide sels de Platine
CA 125 : Carcinoma Antigen 125
CBPNPC : Carcinome broncho-pulmonaire non à petites cellules
CECOS : Centre d'étude et de conservation des œufs et du sperme humain
CHC : Carcinome hépato cellulaire
CHRU : Centre Hospitalier Régional Universitaire
CMS : Centers for Medicare and Medicaid Services
CT : Computed Tomography
EBV : Epstein Barr Virus
FDOPA : 3,4-dihydroxyphénylalanine marqué au fluor
FIGO : Fédération Internationale de Gynécologie Obstétrique
FNa : Fluorure de sodium
HAS : Haute Autorité de Santé
hCG : Human Chorionic Gonadotrophine
I131 : Radioisotope de l'iode
I131-MIBG : Méta-Iodo-Benzyl-Guanidine marquée à l'iode 131
IGCCCG : International Germ Cell Cancer Collaborative Group
IRM : Imagerie par Résonance Magnétique
kV : Kilovolt
LDH : Lactate déshydrogénase
LDNRP : Lymphadénectomie rétropéritonéale
LNH : Lymphome non Hodgkinien
mAS : Milliampére. Seconde
MBq : Mégabecquerel
MTV : Metabolic Tumor Volume
NGIT : Néoplasie Germinale Intra-Testiculaire
OS : Overall Survival/ Survie Globale
PET : Position Emission Tomography
PFS : Progression Free Survival/ Survie Sans Progression

R-CHOP : Rituximab- Cyclophosphamide Adriamycine Oncovin Prednisone
RAMLA : Row-Action Maximum Likelihood Algorithm
RECIST : Response Evaluation Criteria in Solid Tumors
SCCAg : Squamous Cell Carcinoma Antigen
SUV max : Standard Uptake Value Maximale
SUV : Standard Uptake Value
TDM : Tomodensitométrie
TEP : Tomographie par émission de positons
TEP/TDM : Tomographie par émission de positons couplée à une tomodensitométrie
TGNS : Tumeur germinale non séminomateuse
TGS : Tumeur germinale séminomateuse/ séminome
TIP : Paclitaxel isofosfamide cisplatine
TLG : Total Lesion Glycolysis
TNM : Tumor/ Node/ Metastasis
VADS : Voies aéro-digestives supérieures
VeIP : Vinblastine isofosfamide cisplatine
VIP : Etoposide ifosfamide cisplatine
VPN : Valeur prédicitve négative
VPP : Valeur prédicitve positive
WHO : World Health Organization

LISTE DES TABLEAUX ET FIGURES

Figure 1 : classification en stade de l'AJCC	14
Figure 2 : critères TDM RECIST 1.1 d'évaluation de la réponse thérapeutique	24
Figures 3: patient 1, fixation testiculaire physiologique, SUVmax= 1,5 x SUV max hépatique	38
Figure 4 : patient 2, bilan d'extension initial (M+ ganglionnaires sus diaphragmatiques et pulmonaires)	40
Figure 5 : patient 3, TGNS, évaluation des masses résiduelles	42
Figure 6 : patient 2, évaluation de la réponse après première ligne de chimiothérapie : réponse métabolique	44
Figure 7 : patient 3, évaluation de la réponse après cinquième ligne de chimiothérapie : maladie évolutive	45
Figure 8 : caractéristiques de la population de notre étude	48
Figure 9 : répartition de notre population en fonction du type histologique	49
Figure 10: répartition de notre population en fonction du score IGCCCG	50
Figure 11 : PFS & OS (médiane) selon le stade IGCCCG et le type histologique, d'après notre étude	50
Figure 12 : PFS & OS selon le stade IGCCCG et le type histologique, d'après la littérature	51
Figure 13 : répartition de notre population en fonction des résultats TEP/TDM	51
Figure 14 : PFS & OS (médiane) parmi les sous groupes définis en fonction du résultat de la TEP	52
Figure 15 : TEP/TDM positive : PFS & OS en fonction du score IGCCCG	53
Figure 16: TEP/TDM négative : PFS & OS en fonction du score IGCCCG	53
Figure 17 : synthèse, PFS & OS (médiane) en fonction des résultats de la TEP/TDM 18FDG et du stade IGCCCG, selon le type histologique	54
Figure 18 : séminome, PFS & OS, comparatif TEP/TDM vs IGCCCG	55
Figure 19 : TGNS, PFS & OS, comparatif TEP/TDM vs IGCCCG	55

Figure 20 : courbe de survie sans progression de toute notre population/ courbe de Kaplan-Meier   56
Figure 21 : courbe de survie globale de notre population   57
Figure 22: courbe de survie sans progression en fonction du résultat TEP/TDM   58
Figure 23 : courbe de survie globale selon le résultat de la TEP/TDM   59

1. INTRODUCTION

Actuellement la tomographie par émission photonique (TEP), notamment par l'étude du métabolisme glucidique, tient une place importante dans la prise en charge de nombreuses pathologies cancéreuses. Son rôle est cependant limité dans les tumeurs germinales testiculaires (TGT).
De nombreuses études récentes ont évalué les performances pronostiques de la TEP dans diverses néoplasies, mais pas dans les TGT.
Nous allons, ainsi, tenter d'identifier un éventuel rôle pronostique de la TEP dans les TGT.
Pour ce faire, nous allons dans un premier temps rappeler les recommandations actuelles concernant la prise en charge des TGT.
Ensuite, nous passerons en revue les données disponibles de la littérature scientifique, à propos de la place de la TEP/TDM en oncologie, et plus particulièrement de sa valeur pronostique et de son intérêt dans le prise en charge des TGT.
Enfin, sera développée notre étude, dont le but, est d'évaluer le caractère prédictif de la TEP/TDM-18FDG en terme de survie sans progression (PFS) et de survie globale (OS), en fin de traitement par chimiothérapie, chez des patients atteints de TGT.

2. TUMEURS GERMINALES DU TESTICULE, RAPPELS

Une revue de la littérature [1-3], permet de résumer les différentes données de la façon suivante :

2.1 Epidémiologie :

Les tumeurs germinales représentent 95% des tumeurs testiculaires, avec une incidence mondiale variant entre: 0.2 et 9.2/100 000/an, en forte croissance depuis 25 ans.
Le pic de survenue pour les tumeurs germinales non séminomateuses (TGNS) est la troisième décade, la quatrième pour les séminomes (TGS).
Le taux de mortalité en Europe est de 0.38/100 000/an.
De façon générale, les formes bilatérales représentent 1 à 2%.

En France, 2200 nouveaux cas sont diagnostiqués chaque année.
Le cancer du testicule représente 1 à 1,5% de tous les cancers chez l'homme, avec une incidence française d'environ 4,5/100 000/an, en croissance de 5.7% entre 1980 et 1999 ; 85% des tumeurs germinales testiculaires sont diagnostiqués entre 15 et 49 ans.
C'est le plus fréquent des cancers solides entre 15 et 34 ans.
La survie relative à 5 ans est de 98-99%, pour les formes localisées, et de plus de 70% pour les formes métastatiques.
La mortalité atteint désormais un niveau très bas : le nombre total de décès estimé en 2010 étant de 87.

2.2 Facteurs de risque :

Antécédent de cryptorchidie (risque relatif 5 à 10 fois).
Syndrome de Klinefelter.
Antécédent familial de premier degré de cancer du testicule.
Infertilité.
Présence en controlatéral d'une tumeur testiculaire ou de néoplasie germinale intra-testiculaire (NGIT).

2.3 Formes histologiques :

Les tumeurs germinales testiculaires sont les formes les plus fréquentes de cancer du testicule (95 % des cas). Elles comprennent deux formes

histologiques :
- les tumeurs germinales séminomateuses « pures » (TGS) qui correspondent à 60 % des tumeurs germinales ;
- les tumeurs germinales non séminomateuses (TGNS) qui correspondent à 40 % des tumeurs germinales.
Tous stades confondus, les tumeurs séminomateuses « pures » sont de meilleur pronostic que les tumeurs non séminomateuses.

Les autres cancers du testicule sont des tumeurs non germinales (5 %), ayant donc pour origine des cellules autres que celles à l'origine des spermatozoïdes.

2.4 Diagnostic :

2.4.1 Clinique :

Le diagnostic clinique doit être évoqué devant l'existence d' :
- une masse scrotale indolore découverte par palpation ou découverte fortuitement par échographie,
- une douleur scrotale (27% des cas),
- une douleur lombaire ou du flanc (11% des cas),
- des signes d'orchite (10% des cas),
- une gynécomastie (7% des cas), orientant vers une TGNS.

Un traumatisme scrotal est parfois révélateur.
L'examen clinique doit être complet à la recherche, notamment, d'un syndrome de masse abdominale ou d'un ganglion sus-claviculaire gauche (Troisier).

2.4.2 Imagerie :

- <u>Echographie scrotale :</u>
Sa sensibilité est proche de 100% pour le diagnostic positif et le caractère intra ou extra-testiculaire d'une masse.
Elle permet d'explorer et de surveiller le testicule controlatéral (recherche de microcalcifications).

- Imagerie par résonance magnétique IRM scrotale :
La sensibilité et la spécificité de l'IRM sont respectivement de 95 et 100%, dans cette indication. Les signes de malignité sont: lésion multiloculaire hypointense en T2, prenant le contraste de façon hétérogéne ; présence de plages hémorragiques hypointense en T1.
La place de l'IRM pour le diagnostic de tumeurs testiculaires est en cours d'évaluation (2010), pour le moment elle n'est pas recommandée.

2.4.3 Marqueurs sériques :

Leur dosage est capital, contribuant au diagnostic et à la classification de la maladie :
- dosage de l'alpha foeto-protéine AFP (produites par les cellules vitellines),
- de la gonadotrophine chorionique humaine hCG (expression trophoblastique)
- et de la lactate déshydrogénase LDH (proportionnelle au volume tumoral).

Ces dosages sont systématiquement recommandés avant orchidectomie.
Dans les TGNS, l'AFP est élevée dans 50 à 70 % des cas et l'hCG dans 40 à 60%.
Il existe une élévation de l'hCG dans 30% des TGS.
L'élévation de l'AFP affirme le diagnostic de TGNS.

2.4.4 Orchidectomie :

Ce geste est diagnostique (pour histologie) et thérapeutique.
Elle est systématiquement recommandée en cas de tumeur diagnostiquée.
Elle doit être pratiquée par voie inguinale avec ligature première du cordon à l'anneau. Un examen histologique extemporané doit être possible en cas de doute diagnostique.

La chimiothérapie peut être débutée avant l'orchidectomie en cas de menace vitale par une maladie métastatique.
Il doit toujours être proposé de mettre en place une prothèse lors de l'orchidectomie ou secondairement.
En cas de testicule unique ou de tumeurs bilatérales, si le volume tumoral n'excède pas 30% du volume gonadique et que son diamètre est inférieur à 2 cm, il est possible de réaliser une chirurgie partielle accompagnée de biopsies en territoire sain, en informant le patient de la possibilité de totalisation per-opératoire ou à distance.

Les anomalies du spermogramme sont fréquentes (20%), la chimiothérapie ou la radiothérapie contribuent à dégrader encore la fertilité ; une cryo-préservation du sperme est recommandée et a une valeur médico-légale, elle doit être réalisée avant toute chimiothérapie (deux recueils au Centre d'Etudes et de Conservation des Œufs et du Sperme humain CECOS).

2.4.5 Examen anatomo-pathologique de la pièce d'orchidectomie :

- Caractères macroscopiques : côté, taille du testis, plus grand axe tumoral, aspect de l'épididyme, du cordon et de la vaginale, multifocalité.
- Caractères microscopiques définissant le type histologique selon la classification WHO 2004 : invasion des veines péritumorales, des lymphatiques, de l'albuginée, de la vaginale, du rete testis, de l'épididyme et du cordon spermatique, présence de NGIT.

2.5 Outils de stadification de la maladie :

2.5.1 Marqueurs sériques post-opératoires :

L'étude de la décroissance des marqueurs après orchidectomie, permet de grader la maladie selon la classification International Germ Cell Cancer Collaborative Group IGCCCG.
La persistance des marqueurs après orchidectomie témoigne de l'existence de métastases, la normalisation ne l'élimine pas.

2.5.2 Imagerie :

- Tomodensitométrie (TDM) :

La TDM abdomino-pelvienne est systématiquement recommandée dans le bilan initial des tumeurs germinales du testicule.
Sa sensibilité est de 70 à 80% pour l'évaluation lymphonodale rétropéritonéale (en cas de limite de positivité de la maladie métastatique ganglionnaire à 1 cm).
Il existe un risque de sous stadification dans 25 à 30 % des stades I et II.

La TDM thoracique est l'examen le plus sensible pour la détection des métastases pulmonaires ou des adénopathies ADP médiastinales. Elle est systématiquement recommandée en cas de TGNS.

- IRM :
L'IRM n'est pas recommandée en routine.
Elle offre des performances semblables à celles de la TDM pour la détection des ADP rétro-péritonéales.

- Radiographie standard du thorax :
Permet une évaluation médiastinale et pulmonaire dans le cas de TGS avec TDM abdomino-pelvienne normale.

- Tomographie par émission de positons TEP :
Elle n'est pas recommandée dans le bilan de stadification initial des tumeurs germinales du testicule.
Son indication est en cours d'évaluation dans les TGS de stade I.

- Autres :
La TDM rachidienne, la scintigraphie osseuse ou l'échographie hépatique sont indiquées selon le contexte clinique métastatique.

La TDM ou l'IRM encéphalique est recommandée en cas de TGNS métastatiques étendues aux poumons et plus généralement dans les formes de mauvais pronostic.

2.6 Stadification :

2.6.1 Classification TNM (Union for International Cancer Control, 2009, 7éme édition):

T Tumeur primitive

Tx Tumeur non évaluable (en l'absence d'orchidectomie, Tx est utilisé) ;
T0 Absence de tumeur primitive évidente (par exemple: simple cicatrice résiduelle- burn out seminoma) ;
Tis Carcinome *in situ*;
T1 Tumeur limitée au testicule et à l'épididyme, sans invasion vasculaire ni lymphatique : la tumeur peut envahir l'albuginée, mais pas la vaginale ;
T2 Tumeur limitée au testicule et à l'épididyme, avec invasion vasculaire ou lymphatique, ou tumeur étendue à l'albuginée avec envahissement de la vaginale ;
T3 Tumeur envahissant le cordon spermatique, avec ou sans invasion vasculaire ou lymphatique ;
T4 Tumeur envahissant le scrotum avec ou sans invasion vasculaire ou lymphatique ;

N Ganglions régionaux

Nx Ganglions régionaux non évaluables ;
N0 Absence d'adénopathie métastatique régionale ;
N1 Métastase ganglionnaire unique < 2 cm de plus grande dimension ou multiples ganglions métastatiques < 2 cm de plus grande dimension ;
N2 Métastase unique de 2 à 5 centimètres de plus grande dimension ou multiples ganglions positifs < 5 cm de plus grande dimension ;
N3 Métastase > 5 cm de plus grande dimension ;

M Métastases à distance

Mx Métastases non évaluables ;
M0 Absence de métastase à distance ;

M1 Métastase à distance ;
>M1a Métastase ganglionnaire non régionale ou pulmonaire ;
>M1b Métastase à distance autre que ganglionnaire non régionale et pulmonaire ;

S Marqueurs sériques

Sx Marqueurs non évalués
S0 Marqueurs normaux
S1 LDH < 1.5xN et HCG < 5000 et AFP< 1000
S2 LDH 1.5-10xN ou HCG 5000-50000 ou AFP 1000-10000
S3 LDH>10xN ou HCG> 50000 ou AFP > 10000

2.6.2 Classification en stade de l'American Joint Committee on Cancer (AJCC):

Figure 1 : classification en stade de l'AJCC.

Stades AJCC	TNMS				Explications
Stade 0	Tis	N0	M0	S0 ou Sx	Carcinome in situ Pas de propagation aux ganglions lymphatiques ni de métastases à distance. Tous les taux des marqueurs tumoraux sont normaux ou n'ont pas été évalués.
stade IA	T1	N0	M0	S0	Le cancer se trouve dans le testicule et l'épididyme. Il peut s'être propagé à la couche interne

					enveloppant le testicule. Pas de propagation aux ganglions lymphatiques ni de métastases à distance. Tous les taux des marqueurs tumoraux sont normaux
stade IB	T2 à 4	N0	M0	S0	Le cancer se trouve dans l'une des structures suivantes : le testicule, l'épididyme et les vaisseaux sanguins ou lymphatiques du testicule, la couche externe enveloppant le testicule, le cordon spermatique ou le scrotum et peut-être les vaisseaux sanguins ou lymphatiques du testicule Pas de propagation aux ganglions lymphatiques ni de métastases à distance. Tous les taux des marqueurs tumoraux sont normaux.
stade IS	Tout T	N0	M0	S1 à 3	Le cancer se trouve n'importe où dans le testicule, le cordon spermatique ou le

					scrotum. Pas de propagation aux ganglions lymphatiques ni de métastases à distance. Un ou plusieurs marqueurs tumoraux sériques (S) sont au-dessus de la normale
stade IIA	Tout T	N1	M0	S0 à 1	Le cancer se trouve n'importe où dans le testicule, le cordon spermatique ou le scrotum. Le cancer s'est propagé à au moins 1 ganglion lymphatique de l'abdomen, aucun ne mesurant plus de 2 cm. Tous les marqueurs tumoraux sont normaux ou légèrement élevés, et il n'y a pas de métastases à distance.
stade IIB	Tout T	N2	M0	S0 à 1	Le cancer se trouve n'importe où dans le testicule, le cordon spermatique ou le scrotum. Le cancer s'est propagé à au moins 1 ganglion lymphatique de l'abdomen, dont au moins 1 mesure entre 2 et 5 cm.

					Tous les marqueurs tumoraux sont normaux ou légèrement élevés. Il n'y a pas de métastases à distance.
stade IIC	Tout T	N3	M0	S0 à 1	Le cancer se trouve n'importe où dans le testicule, le cordon spermatique ou le scrotum. Le cancer s'est propagé à un ganglion lymphatique de l'abdomen qui mesure plus de 5 cm. Il n'y a pas de métastases à distance. Tous les marqueurs tumoraux sont normaux ou légèrement élevés.
stade IIIA	Tout T	Tout N	M1a	S0 à 1	Le cancer se trouve n'importe où dans le testicule, le cordon spermatique ou le scrotum. Le cancer peut s'être propagé à au moins 1 ganglion lymphatique de l'abdomen. Le cancer s'est propagé vers des ganglions lymphatiques à distance ou les poumons.

					Tous les marqueurs tumoraux sont normaux ou légèrement élevés.
stade IIIB	Tout T	N1 à 3	M0	S2	Le cancer se trouve n'importe où dans le testicule, le cordon spermatique ou le scrotum. Le cancer peut s'être propagé à au moins 1 ganglion lymphatique de l'abdomen. Le cancer ne s'est pas propagé aux poumons ou vers des emplacements éloignés mais au moins 1 marqueur tumoral est élevé ou le cancer s'est propagé vers des ganglions lymphatiques éloignés ou les poumons et les marqueurs tumoraux sont moyennement élevés.
	Tout T	Tout N	M1a	S2	
stade IIIC	Tout T	N1 à 3	M0	S3	Le cancer se trouve n'importe où dans le testicule, le cordon spermatique ou le scrotum. Le cancer peut s'être propagé à au moins 1 ganglion lymphatique de l'abdomen.
	Tout T	Tout N	M1a	S3	
	Tout T	Tout N	M1b	S3	

| | | | | | Les marqueurs tumoraux sont très élevés mais il n'y a pas de métastases à distance ou le cancer peut s'être propagé aux poumons ou à d'autres emplacements éloignés et le taux des marqueurs tumoraux peut varier de normal à élevé. |

2.6.3 Classification pronostique de l'International Germ Cell Cancer Consensus Group (IGCCCG):

- Tumeurs de bon pronostic
  TGNS (56 % des TGNS) :
- tumeur testiculaire primitive ou rétropéritonéale primitive
- et absence de métastases extra-pulmonaires
- et marqueurs: αFP < 1000 ng/ml, βHCG < 5000 UI/L (1000 ng/ml), LDH < 1,5 N.

A ce stade, la survie sans progression à 5 ans est de 89 % et la survie globale à 5 ans de 92 %.

  Séminomes (90 % des séminomes) :
- tout site primitif
- et absence de métastase extra-pulmonaire
- et αFP normale quel que soit βHCG et LDH.

A ce stade, la survie sans progression à 5 ans est de 82 % et la survie globale à 5 ans de 86 %.

- Tumeurs de pronostic intermédiaire

TGNS (28 % des TGNS)
- atteinte testiculaire ou rétropéritonéale
- et absence de métastase extra-pulmonaire
- et marqueurs : αFP > 1000 ng/ml et < 10000 ng/ml ou βHCG > 5000 UI/L et < 50000 UI/L ou LDH > 1,5 N et < 10 N.
Ici, la survie sans progression à 5 ans est de 75 %, la survie globale de 80 %.

Séminomes (10 % des séminomes) :
- tout site primitif
- et métastases extra-pulmonaires
- et αFP normale, quel que soit HCG et LDH.
La survie sans progression à 5 ans est de 67 %, la survie globale de 72 %.

- **Tumeurs de mauvais pronostic**
TGNS (16 % des TGNS) :
- atteinte médiastinale primitive
- ou métastases extra-pulmonaires
- ou marqueurs αFP > 10000 ng/ml ou HCG > 50000 UI/L ou LDH > 10 N.
La survie sans progression à 5 ans est de 41 %, la survie globale de 48 %.

Séminomes :
Aucune tumeur séminomateuse n'entre dans cette catégorie.

2.6.4 Facteurs pronostiques des stades I :

- TGS : grand axe tumoral supérieur à 4 cm et invasion du rete testis sont les facteurs de récidive les plus importants.
- TGNS : l'invasion tumorale des vaisseaux ou des lymphatiques est le facteur prédictif de métastases occultes le plus important.

2.7 Traitement initial (après orchidectomie) :

2.7.1 Traitement des tumeurs de stade I :

- Séminome :
Discussion quant au risque de récidive si existence des facteurs de risque cités ci-dessus (taille > 4cm, invasion du rete testis).
Trois options thérapeutiques sont à discuter avec le patient :

- *Surveillance :*
Le taux de survie spécifique sous surveillance varie entre 97 et 100%. La survenue de récidive sous surveillance à 5 ans est de 15 à 20%, le plus souvent en situation sous diaphragmatique ; ces récidives peuvent relever d'une radiothérapie dans 70% des cas ; 20% de ces 70% récidivent de nouveau et requièrent une chimiothérapie de rattrapage. Importance de l'observance, dans cette option thérapeutique.

-Chimiothérapie adjuvante :
Avec un cycle de carboplatine AUC7 (hors AMM).

-Radiothérapie adjuvante :
Radiothérapie para-aortique à la dose de 20 Gy, avec un risque de récidive iliaque de 2%.
Réduction de la toxicité aigue et des troubles de la fertilité : taux d'effets secondaires à long terme inférieur à 2%.

- TGNS :
La problématique est comparable à celle des séminomes, avec trois options thérapeutiques que sont la surveillance, la chimiothérapie adjuvante et la lymphadénéctomie rétropéritonéale (LDNRP), à discuter en fonction du souhait du patient et de l'existence ou non de facteurs prédictifs de métastases occultes (invasion vasculaire).

-Surveillance :

Elle peut être proposée aux TGNS de stade I sans facteur de risque, si les patients sont observants et avertis du taux de récidive (30%) et de la possibilité de chimiothérapie de rattrape.

-Chimiothérapie :
Elle est indiquée en cas de TGNS stade I à haut risque, par deux cycles de Bléomycine Etoposide cisPlatine (BEP).
Le taux de récidive à 8 ans chez les patients à haut risque (existence de facteur de risque) est alors réduit à 2,7%.
Un cycle unique de BEP pourrait être une option pour l'ensemble des TGNS de stade I (à l'étude).

-LDNRP :
Ce geste chirurgical réduit le risque de récidive rétropéritonéale sous les 2% et nécessite une surveillance plus simple, mais garde toutefois une place aujourd'hui limitée car la survie sans récidive à 2 ans est meilleure après chimiothérapie.

2.7.2 Traitement des tumeurs métastatiques (Stade II ganglionnaire et stade III) :

Ce traitement est fonction de l'histologie (TGS vs TGNS) et du groupe pronostique IGCCCG.

- **Tumeurs germinales séminomateuses :**

- *Stade IIa et IIb :*
  Radiothérapie (grade de recommandation A) ou chimiothérapie par 3 ou 4 cycles de BEP (grade B).

- *Stade IIc et III :*
  Chimiothérapie par 3 ou 4 cycles de BEP (grade B).

-Tumeurs germinales non séminomateuses :

- *Stade IIa et IIb avec marqueurs normaux :*

LDNRP ou surveillance étroite (grade B).

- *Stade IIa et IIb avec élévation des marqueurs, voire Stade IS (élévation persistante des marqueurs après orchidectomie) :*
  Chimiothérapie par 3 cycles de BEP (grade B).

- *Stade IIc et IIIa (bon pronostic IGCCCG) :*
  Chimiothérapie par 3 cycles de BEP (grade A).

- *Stade IIIb et IIIc (pronostic IGCCCG intermédiaire et mauvais) :*
  Chimiothérapie par 4 cycles de BEP.

Réévaluation des tumeurs métastatiques :

La réévaluation doit être pratiquée après 2 cures de chimiothérapie, par le
dosage des marqueurs sériques et la réalisation d'une TDM thoraco-abdomino-pelvien TAP.

Après 2 cures, en cas de :
- *Diminution du taux des marqueurs (même si croissance morphologique TDM de la masse tumorale) :* chimiothérapie à poursuivre jusqu'à son terme.
- *Augmentation du taux des marqueurs :* changement de drogue cytotoxique, volontiers dans le cadre d'un essai clinique.

Réévaluation systématique par dosage des marqueurs et TDM TAP (selon les
critères RECIST 1.1 [4]), 4 semaines après la fin de la chimiothérapie.

Figure 2 : critères TDM RECIST 1.1 d'évaluation de la réponse thérapeutique, figure extraite du 'livret de l'interne en radiologie de grenoble' ; Mehmet Salin, Julien Frandon.

RECIST 1.1

Choix des lésions:
- **lésion cible:** participe à la SPD, **max 5 (max 2 par organe)**, taille>10 mm, contours nets, **préciser le niveau de coupe**
- **lésion non cible:** mesurable mais non choisie comme cible, évaluable mais non mesurable
- **Lésion non évaluable, non mesurable** : lymphangite, épanchement, méta os, à signaler, n'entrent pas dans les critères de réponse.
- **Ganglion:** petit axe>15 mm peut être une cible, 10mm<petit axe<15mm non cible, <10mm normal

Evaluation:
- **RC:** disparition / **Baseline**, ganglion < 10 mm.
- **RP:** diminution > 30 % de la SPD / **Baseline**, diminution **indiscutable** des lésions non cibles.
- **Progression:** augmentation > 20 % de la SPD (augmentation de plus de 5 mm minimum) / **Nadir**, augmentation **indiscutable** des lésions non cibles.
- **Stabilité:** diminution des SPD < 30 % / Baseline, augmentation des SPD < 20 % / Nadir, évolution non indiscutable des lésions non cibles.

	Evolution SPD				Ganglion	lésions non cibles		
	disparition	↓>30%	↓30%	↑20%	↑30%	<10 mm	disparition	indiscutable	oui	indiscutable
RC	☺					☺	☺			
RP		☺						☺		
SD			☺						☺	
progression				☹						☹

RC: réponse complète
RP: réponse partielle
SPD: somme des plus grands diamètres

2.8 Prise en charge des masses résiduelles après chimiothérapie :

2.8.1 Séminome :

- **Masses résiduelles inférieures à 3 cm :**
  Surveillance attentive par TDM et dosage des marqueurs.
  La TEP/TDM est optionnelle, car pas assez spécifique.

- **Masses résiduelles supérieures à 3cm :**
  Réalisation d'une TEP/TDM recommandée, pour apprécier la présence d'une activité métabolique, témoin de tissu tumoral actif.
  En cas d'hypermétabolisme des masses résiduelles à la TEP/TDM, il est nécessaire de réaliser une LDNRP.
  En l'absence d'anomalie métabolique à la TEP/TDM, la LDNRP ne peut être formellement récusée.
  En cas de tumeur active histologiquement sur les pièces de LDNRP, il peut être proposé une surveillance étroite, une radiothérapie complémentaire ou une chimiothérapie.

2.8.2 TGNS :

En cas de normalisation des marqueurs après chimiothérapie, toute masse résiduelle supra-centimétrique, doit faire l'objet d'une résection chirurgicale 4 à 6 semaines après la chimiothérapie.
La résection de masses résiduelles de TGNS après chimiothérapie retrouve du tissu tumoral actif dans 10% des cas, du tératome dans 40% et de la nécrose dans 40% ; ceci explique pourquoi la TEP/TDM au 18F-FDG n'est pas retenue, à l'heure actuelle, dans l'évaluation des masses résiduelles dans les TGNS (problème de spécificité), car elle peut être positive en cas de tumeur active mais aussi de tératome.
En cas de chirurgie incomplète ou de tissu tumoral dans plus de 10% des masses réséquées, l'administration d'une chimiothérapie à base de cisplatine est nécessaire.

2.9 Prise en charge des récidives tumorales après chimiothérapie et maladie réfractaire :

2.9.1 Séminome :
Ici se pose la question de réaliser une chimiothérapie de seconde ligne ou une chimiothérapie d'intensification précoce.
Chimiothérapies de seconde ligne (niveau de preuve 2b):
- 4 cycles de cisplatine, etoposide, isofosfamide, VIP
- ou 4 cycles de cisplatine, vinblastine, isofosfamide, VeIP.

2.9.2 TGNS :
Chimiothérapie de seconde ligne :
- 4 VIP
- ou 4 cycles de cisplatine, isofosfamide, paclitaxel, TIP (hors AMM)
- ou 4 VeIP.

2.10 Récidives tardives :

Définies comme toute forme de récidive survenant plus de 2 ans après une chimiothérapie pleine initialement efficace pour maladie métastatique.
Dans cette indication, le traitement de référence est chirurgical.
En cas de lésion non extirpable, des biopsies doivent être réalisées pour traitement systémique de seconde ligne.
En cas de lésion non extirpable mais localisée, la radiothérapie peut être proposée.
Une chirurgie de sauvetage est possible après chimiothérapie de sauvetage.

2.11 Surveillance après traitement curatif :

Par l'examen clinique, le dosage des marqueurs, la radiographie thoracique et la TDM TAP, avec un rythme fonction de l'histologie et du stade initial.
Elle est toujours obligatoire à 3 mois de la fin du traitement, puis la durée et la fréquence des examens de surveillance doivent être adaptées à l'histoire de la maladie, aux sites de récidives les plus fréquents ; il faut garder une surveillance rapprochée (marqueurs et clinique/3mois, TDM/6 mois) pendant

la période de risque de récidive maximale (les 2 premières années).Enfin, il semble exister un intérêt de réduction de la fréquence de surveillance des TGNS de stade I, par TDM, à 3 et 12 mois la première année.

3. TEP-FDG EN ONCOLOGIE ; CAS DU CANCER DU TESTICULE.

<u>3.1 En France, guide de bon usage de la TEP/TDM selon la Haute Autorité de Santé (HAS) 2005.</u>

- **Poumon, carcinome broncho-pulmonaire non à petites cellules CBPNPC** :
  Aide au diagnostic des nodules pulmonaires supra-centimétriques.
  Bilan d'extension, avec une forte valeur prédicitive négative pour le stagging ganglionnaire.

- **Sein :**
  En deuxième intention en cas d'adénopathie axillaire, avec suspicion clinique de cancer du sein mais imagerie conventionnelle négative ou discordante.
  Bilan d'extension des tumeurs de mauvais pronostic.
  Suspicion de récidive loco-régionale.

- **Colon et rectum :**
  Utile dans la détection d'éventuelle récidive avec élévation des marqueurs tumoraux et imagerie morphologique normale ou équivoque.
  En cas de métastase(s) hépatique(s), à la recherche d'extension extra-hépatique, avant décision chirurgicale.

- **Lymphome :**
  Bilan d'extension initial, évaluation de la réponse thérapeutique (précoce et en fin de traitement), suspicion de récidive, dans les lymphomes de Hodgkin, les lymphomes non Hodgkiniens (LNH) de type folliculaire et les LNH B diffus à grandes cellules.

- **Voies aéro-digestives supérieures VADS :**
  Recherche de tumeur primitive en cas de métastase ganglionnaire révélatrice.
  En cas de biopsie négative d'une masse des VADS suspecte.
  Aide au bilan d'extension.

Evaluation de la réponse thérapeutique, notamment après radiothérapie (délai de 4 mois entre la fin de la radiothérapie et la TEP/TDM d'évaluation).
Suspicion de récidive.
Au cas par cas, dans le suivi des carcinomes indifférenciés du cavum.

- **Oesophage :**
Aide au bilan d'extension préopératoire.
Intérêt en cours d'étude dans l'évaluation de la réponse thérapeutique.

- **Ovaire :**
Suspicion de récidive avec élévation du CA 125 et imagerie morphologique normale.
Bilan d'extension en cas de récidive accessible à un traitement chirurgical.
Evaluation de la réponse thérapeutique adjuvante.

- **Utérus :**
Bilan d'extension pour les tumeurs da taille supérieure ou égale à 4cm (stade IB2).
Evaluation de la maladie résiduelle en fin de traitement (col).
Suspicion de récidive.

- **Testicule :**
Caractérisation de masse(s) résiduelle(s) après traitement, dans les séminomes.
Intérêt en cas de suspicion de récidive avec élévation des marqueurs biologiques et imagerie morphologique normale (non recommandé).

- **Foie, tumeur primitive, voies biliaires:**
Diagnostic précoce de cholangiocarcinome chez le sujet à risque (cholangite sclérosante...).

Bilan d'extension des cholangiocarcinomes avant décision chirurgicale.

- **Foie, tumeur secondaire :**
  Recherche de tumeur primitive en cas de métastase hépatique révélatrice.
  Evaluation de la réponse thérapeutique des métastases hépatiques.

- **Mélanome :**
  Pas de recommandation en France.

- **Pancréas :**
  Aide au diagnostic différentiel entre tumeur du pancréas et pancréatite chronique.
  Aide au bilan d'extension.

- **Cancer ostéo-articulaire :**
  Bilan d'extension de tumeur osseuse primitive.
  Orientation d'éventuelle biopsie.
  Recherche de tumeur primitive, en cas de lésion osseuse secondaire (FDG).
  Bilan d'extension osseux en cas de tumeur primitive extra-osseuse ostéophile (FNa).

- **Thyroide :**
  Bilan d'extension et suivi thérapeutique de métastase(s) ou de masse(s) résiduelle(s) de carcinome papillaire, ne fixant pas l'I131.
  Suspicion de récidive, dans les cancers médullaires opérés, avec élévation de la calcitonine (FDG, FDOPA).

- **Système nerveux central :**
  Aide au diagnostic différentiel entre récidive et radionécrose dans les glioblastomes de haut grade traités par radiothérapie.

- **Vessie :**
  Rôle possible dans le bilan d'extension, notamment local, en cas de tumeur infiltrante.

3.2 Aux Etats Unis, d'après le National Institute of Health NIH et la prise en charge des « Centers for Medicare and Medicaid Services » CMS, en 2012.

Liste des indications de la TEP/TDM prises en charge dans les pathologies cancéreuses par les CMS :

- **Poumon, CBPNPC :**
  Diagnostic initial.
  Bilan d'extension initial.
  Evaluation de la réponse thérapeutique.
  Détection de récidive.

- **Sein :**
  Bilan d'extension initial.
  Evaluation de la réponse thérapeutique.
  Détection de récidive.
  Les CMS ne couvrent pas le diagnostic de masses mammaires ou le bilan d'extension d'adénopathies axillaires.

- **Colon et rectum :**
  Diagnostic initial, bien que la TEP/TDM-18FDG manque de spécificité dans cette indication.
  Bilan d'extension initial.
  Evaluation de la réponse thérapeutique.
  Détection de récidive.

- **Lymphome :**
  Bilan d'extension initial.
  Evaluation de la réponse thérapeutique (précoce et en fin de traitement).
  Détection de récidive.

- **VADS :**
  Diagnostic initial.
  Bilan d'extension initial.
  Evaluation de la réponse thérapeutique.
  Détection de récidive.

- **Œsophage :**
  Diagnostic initial.
  Bilan d'extension initial.
  Evaluation de la réponse thérapeutique.
  Détection de récidive.

- **Mélanome :**
  Diagnostic initial.
  Bilan d'extension initial, sauf extension ganglionnaire locale.
  Evaluation de la réponse thérapeutique.
  Détection de récidive.

- **Pancréas :**
  Diagnostic initial.
  Bilan d'extension initial

3.3 Rôle pronostique de la ^{18}FDG-TEP/TDM en oncologie.

Récemment, de nombreuses études ont envisagé la valeur pronostique de la TEP-FDG :

- dans les carcinomes broncho-pulmonaires non à petites cellules (CBPNPC).
Il existerait une corrélation entre SUV max pré-thérapeutique lésionnel élevé (>15) et :
- type histologique agressif (carcinome épidermoïde),
- stades T, N et AJCC avancés [5].

Takeda et al. posent la question d'une éventuelle adaptation dosimétrique de la radiothérapie stéréotaxique pour des valeurs élevées de SUVmax après chirurgie [6].

Billè et al. proposent eux aussi une adaptation de la stratégie thérapeutique adjuvante, en fonction de la valeur du SUVmax après chirurgie, qui paraît être un facteur pronostique indépendant en terme de survie globale [7].

Après traitement chirurgical, la mesure des 'Metabolic Tumoral Volume' (MTV) et 'Total Lesion Glycolysis' (TLG) [8] présenterait une bonne valeur prédictive de survenue de décès ou de récidive et serait plus performante que la mesure du SUVmax [9].

D'autres paramètres métaboliques mesurés en TEP semblent avoir de bonne valeurs pronostiques, en terme de survie sans progression (PFS) et de survie globale : la 'Whole Body TLG', la 'Whole Body MTV', les 'lung TLG et MTV' [10].

- dans les cancers ORL :
Nakajo et al. montrent que l'exactitude de prédiction de survie sans progression à 2 ans, dans les carcinomes épidermoïdes par la 18FDG-TEP pré-thérapeutique, avec un 'cut-off' SUVmax >12, est de 81%, sans différence significative avec la mesure de l' 'Apparent Diffusion Coefficient' (ADC) en IRM (73%) [11].
Machtay et al. proposent le même type d'étude, avec cette fois un 'cut-off' SUVmax à 9, et montre que le TEP reste un bon facteur prédictif de survie sans progression à 2 ans [12].
Dans le cancer du nasopharynx, une étude récente montre une corrélation entre valeur de TLG et charge virale en Epstein Barr Virus (EBV), avec une valeur pronostique significative de la TLG dans la survie globale et la survie sans progression [13].
La TLG semble également avoir une bonne valeur prédictive de survie globale dans les carcinomes épidermoïdes de l'amygdale [14].
Enfin, Pan et al. comparent les valeurs pronostiques du SUVmax pré-thérapeutique et du taux de 'Squamous Cell Carcinoma Antigen' (SCCAg) pré-thérapeutique, avec les facteurs pronostiques établis. Il semblerait que l'association SUVmax élevé+ atteinte ganglionnaire+ taux de SCCAg élevé présente une forte valeur prédictive de récidive après traitement [15].

- dans les lymphomes (Hodgkin, LNHB diffus à grandes cellules et folliculaire) :
En 2007, dans la maladie de Hodgkin, Gallamini et al. montrent que la 18FDG-TEP réalisé après 2 cycles de la première ligne de chimiothérapie présente une meilleure valeur pronostique en terme de PFS que l' 'International Pronostic Score' utilisé et propose une modification précoce de la stratégie thérapeutique en fonction des résultats de la 18FDG-TEP [16].
Smeltzer et al. montrent que la PFS à 3 ans des patients présentant une TEP négative après chimiothérapie d'intensification et avant autogreffe est de 82%, contre 41% pour les patients avec TEP positive [17].

Dans les LNHB diffus à grandes cellules, Yang et al. soulignent l'importance pronostique du résultat de la 18FDG-TEP réalisée après 2 cycles de R-CHOP, avec des survies globale et sans progression passant quasiment du simple au double selon que la TEP est positive (OS 53%, PFS 53%) ou négative (OS 94%, PFS 88%) [18].

Dans les lymphomes folliculaires, la TEP semble également présenter une bonne valeur prédictive de PFS, après la première ligne de chimiothérapie [19].

Enfin, une étude réalisée en 2011, montre que la 18FDG-TEP préthérapeutique (par la valeur du SUVmax) présente une bonne valeur prédictive du devenir des patients pour l'ensemble des lymphomes malins [20].

- dans les cancer du sein :
Groheux et al. montrent une corrélation entre la valeur du SUVmax pré-thérapeutique et certains facteurs pronostiques clairement établis:
- le type histologique (carcinome canalaire : SUVmax élevé ; carcinome lobulaire : SUVmax bas),
- le grade histologique,
- l'expression des récepteurs aux oestrogènes, à la progestérone et des récepteurs c-erb2 (SUVmax élevé : pas d'expression des récepteurs),
- l'existence ou non d'une mutation p53.
Ainsi, cette équipe propose une interprétation, voire la réalisation, de la 18FDG-TEP en fonction de la présence ou non de ces facteurs pronostiques [21].

Kim et al. confirment certains de ces résultats (corrélation SUVmax/ grade histologique/ expression des récepteurs aux oestrogènes, à la progestérone et c-erb2).
Il montre, de plus, une corrélation entre la valeur de SUVmax et l'invasion tumorale, la division mitotique et la surexpression de MIB-1 ($\geq$ 10%).
Les résultats de cette étude concluent que la 18FDG-TEP semble avoir une valeur limitée dans l'identification d'atteinte ganglionnaire axillaire, mais qu'elle pourrait aider à la mise en place d'une stratégie thérapeutique adjuvante [22].

Enfin, dans les cancers du sein, triple négatif, de mauvais pronostic (récepteurs aux oestrogènes, à la progestérone et récepteurs c-erb2), Groheux et al. rapportent le rôle pronostique de la 18FDG-TEP après 2 cycles de chimiothérapie néo-adjuvante ; avec un risque de tumeur résiduelle et de rechute précoce augmenté en l'absence de diminution significative (42%) de captation du 18FDG par rapport à la TEP pré-thérapeutique [23].

- **dans les cancers de l'utérus :**
Dans les cancers du col utérin, il a été montré qu'un SUVmax ganglionnaire pelvien élevé en préthérapeutique, était un facteur de risque de maladie résiduelle après traitement et de récidive [24].
Yoo et al., dans une étude de 2012, comparent différents paramètres métaboliques mesurés en 18FDG-TEP (TLG, MTV, SUVmax ganglionnaire pelvien) aux principaux facteurs pronostiques établis. Il apparaît que l'âge lors du diagnostic, le stade FIGO, la taille de la tumeur, le traitement pratiqué, l'atteinte ganglionnaire pelvienne en TEP, la TLG et la MTV sont des facteurs pronostiques significatifs en analyse univariée. Seules l'atteinte ganglionnaire pelvienne en TEP et la TLG représentent des facteurs pronostiques significatifs en analyse multivariée, d'après cette étude [25].

Dans les cancers de l'endomètre, Chung et al. montrent que le SUVmax résiduel post-thérapeutique ('cut-off' à 4'25) est un marqueur pronostique utile en terme de PFS à 31 mois [26].
Enfin, Katajima et al. comparent la valeur pronostique du SUVmax, avant traitement chirurgical, à certains facteurs pronostiques de référence. Ils montrent qu'il existe une corrélation entre des valeurs de SUVmax élevées ('cut-off' à 12,7) et :
- le stade FIGO,
- le grade histologique,
- l'invasion du myomètre,
- la taille de la tumeur,
- l'extension ganglionnaire.
D'après cette étude, le SUVmax de la tumeur endomètriale est le seul facteur prédictif significatif de récidive, en analyse multivariée [27].

- **dans les cancers de l'ovaire :**
Chung et al. montrent qu'une élévation pathologique du SUVmax sus-ombilical pré-thérapeutique, dans les carcinomes épithéliaux, est un facteur de mauvais pronostic, avec une diminution significative de la PFS [28].

- **dans les cancers de l'œsophage :**
Brown et al. suggèrent que le statut ganglionnaire évalué par la 18FDG-TEP pourrait être un bon facteur prédictif d'évolution [29].
Zhu et al. montrent qu'une diminution significative de la captation du 18FDG entre la TEP pré-thérapeutique et les TEP inter et post-thérapeutiques est un

facteur de bon pronostic [30].

- dans d'autres pathologies tumorales :
Papathanasiou et al. étudient la signification pronostique du 18FDG-TEP versus la scintigraphie à l'131IMIBG dans les **neuroblastomes** à haut risque et montrent que des valeurs élevées de SUVmax avant traitement et une extension ostéomédullaire en 18FDG-TEP sont des facteurs de mauvais pronostic [31].

Kang et al. étudient la 18FDG-TEP en tant que facteur prédictif de récidive dans les **mélanomes.** Ils suggèrent une corrélation entre valeur de SUVmax élevée et :
- ulcération de la lésion primaire,
- stade > III.
Avec un 'cut-off' à 2,2 de SUVmax lésionnel avant traitement, cette étude montre une sensibilité et une spécificité de 89% et 68%, dans la prédiction de récidive [32].

Dans le **cholangiocarcinome**, un SUVmax > 6,3 serait un facteur de mauvais pronostic, avec une PFS à 3 ans passant de 74,3% à 44,1%. Le SUVmax initial de la lésion primaire aurait également un caractère prédictif de survie globale [33].

Dans le **mésothéliome**, le SUVmax tumoral initial semble corrélé au grade histologique, sans pour autant être associé à une modification significative de la survie ('cut off' SUVmax à 4,21 et SUVmean à 2,78)[34].

Dans le **rhabdomyosarcome**, la 18FDG-TEP semble être un outil d'extension initiale utile chez l'enfant ; Baum et al. montrent que la survie globale diminue s'il existe des lésions captant fortement le FDG (SUVmax > 4,6 x SUVmax hépatique) [35].

Une étude intéressante menée par Kornberg et al. ont tenté d'identifier, par la 18FDG-TEP, les candidats potentiels à la transplantation hépatique chez des patients présentant un **carcinome hépato-cellulaire** (CHC) évolué (selon la classification pronostique de Milan). Les résultats de cette étude montrent un faible taux de récidive après transplantation hépatique en cas de TEP pré-thérapeutique négative (3,6% vs 54,3%), avec une bonne PFS en cas de

TEP négative, même si le score de Milan pré-greffe est élevé [36].

Dans les **cancers de l'estomac**, la TEP pré-chirurgicale semble être un facteur pronostique de récidive, surtout en cas d'adénocarcinome tubulaire ou d'adénocarcinome peu différencié [37].

Dans les **gliomes de haut grade**, la présence d'anomalies IRM, présentant en réhaussement après injection de gadolinium, associées à une augmentation de la captation du 18FDG, serait un facteur de mauvais pronostic après traitement par radiothérapie vectorisée[38].

Enfin, Ak et Ozalp ont évalué le caractère prédictif de la 18FDG-TEP dans l'évolution des môles hydatiformes, en pré-évacuation. Ils trouvent une corrélation entre les valeurs de SUVmax et :
- le taux de βHCG après évacuation,
- le risque de **choriocarcinome** [39].

- dans les tumeurs germinales du testicule :
Hormis l'étude récente de Bertrand et al. [40] qui s'intéressait surtout au bilan d'extension et à l'évaluation des masses résiduelles en 18FDG-TEP/TDM, dans les séminomes, aucune étude, à notre connaissance, n'évalue le rôle pronostique de la 18FDG-TEP/TDM dans les tumeurs germinales du testicule.

3.4 Apport de la tomographie par émission de positons (TEP) au 18FDG dans la prise en charge des cancers du testicule (5-16).

- Diagnostic de tumeur testiculaire :

La TEP-18FDG n'a pas de place à ce stade de la prise en charge, car il existe une fixation testiculaire physiologique du 18FDG de 1,5 à 4 fois plus intense que la fixation musculaire, cette fixation testiculaire diminue avec l'âge.
Description dans la littérature de cas de leydigomes, présentant une hyperfixation [41].

*Figures 3: Patient témoin, fixation testiculaire physiologique,
SUVmax= 1,5 x SUV max hépatique (service de médecine nucléaire de Tours).*

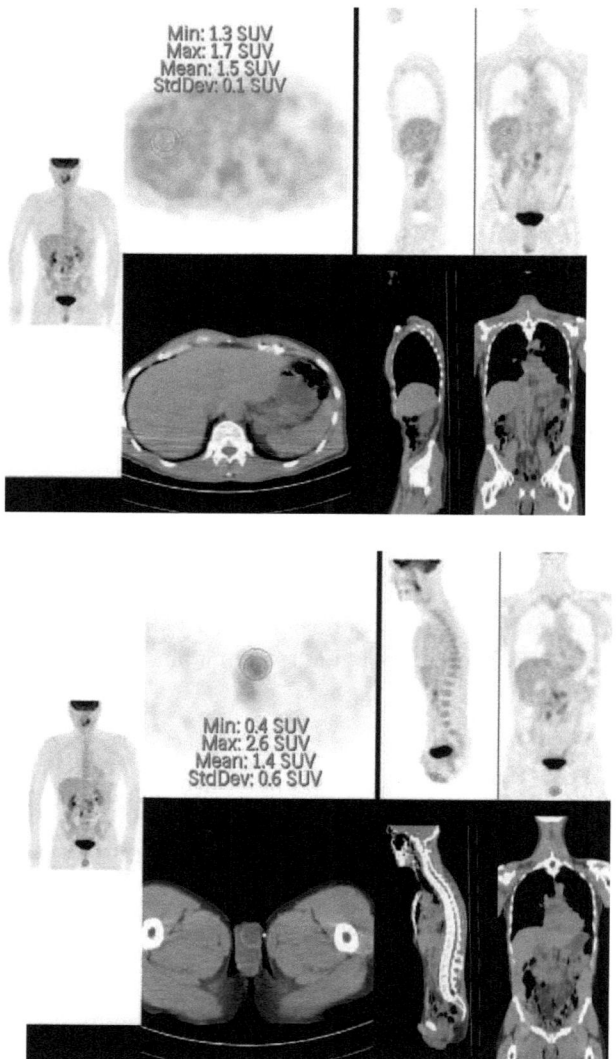

- **Bilan d'extension initial:**

En considérant un ganglion comme pathologique si sa taille est supérieure ou égale à 1 cm en imagerie morphologique, les données de la littérature relatent un risque de:
- sous estimation du stade par les modalités d'imagerie anatomiques (TDM, IRM) dans 30 à 50% des cas.
- surestimation par ces mêmes techniques dans 25%.

Dans les stades I, le curage rétropéritonéal, quand il est réalisé, montre une atteinte ganglionnaire dans 20 à 30% des cas [42] ; 70% des curages rétropéritonéaux réalisés ne retrouve pas d'atteinte ganglionnaire. Ainsi, il semble exister une quantité non négligeable de ganglions de petite taille envahis et d'adénomégalies réactionnelles non envahies.

Les données actuelles de la littérature montrent la supériorité diagnostique de la TEP comparativement à la TDM dans le bilan d'extension des tumeurs germinales avec une exactitude diagnostique allant de 83 à 95% [42].

Cependant les études réalisées portent sur de petits effectifs (environ 50 patients au maximum) et il persiste un risque de faux négatifs (lésions de petite taille, lésions de tératome mature), rendant inévitable le traitement complémentaire en cas de négativité de la TEP.

Ainsi, la TEP n'est pas actuellement recommandée dans le bilan d'extension initial des tumeurs germinales.

Figure 4 : bilan d'extension initial (M+ ganglionnaires sus diaphragmatiques et pulmonaires) (patient hors étude) (service de médecine nucléaire de Tours).

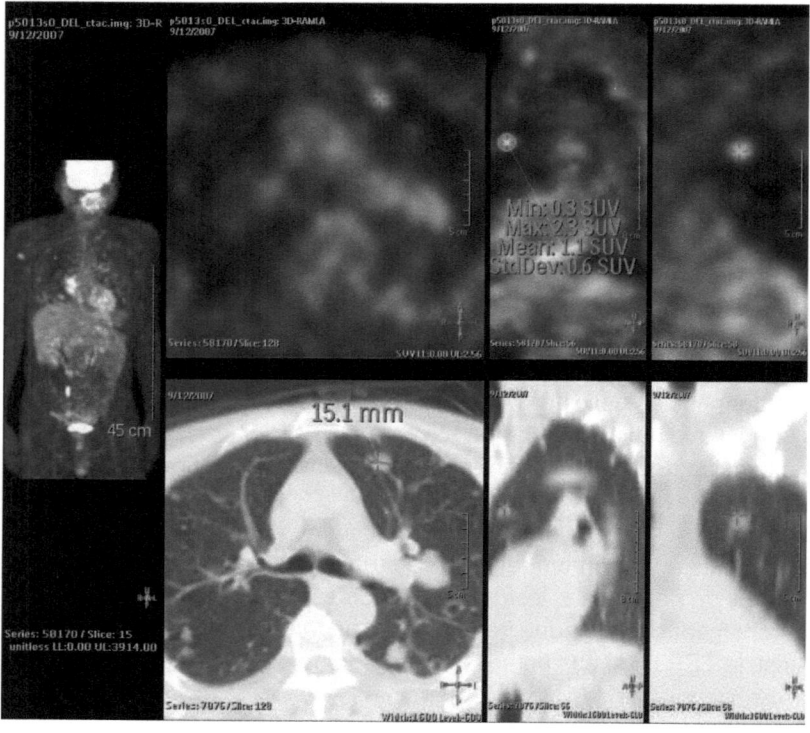

- **Evaluation des masses résiduelles :**

a) Séminome:
Le faible pourcentage d'évolution des séminomes vers un tératome mature, indique l'utilisation de la TEP-18FDG dans le cadre de l'évaluation d'une masse résiduelle de taille supérieure ou égale à 3 cm, après chimiothérapie.
Le risque de faux négatifs est de 5 à 25% en cas de masses résiduelles de taille inférieure à 3 cm [41,43–47].
Il est proposé une simple surveillance pour les masses supérieures à 3 cm ayant un TEP-18FDG négatif.

b) TGNS :
40% des TGNS présentent une ou des masse(s) résiduelle(s) après chimiothérapie.
Cette/ces masse(s) correspond(ent) à de la nécrose dans 39 à 52% des cas, du tératome mature dans 27 à 50%, de la tumeur active dans 11 à 21%.
A l'heure actuelle, aucune modalité d'imagerie ne permet de différencier avec une exactitude suffisante la nature de ces masses résiduelles.
L'attitude thérapeutique est alors la résection chirurgicale des masses résiduelles après chimiothérapie avec diminution ou normalisation des marqueurs [41,45,46].
De facto, la TEP-18FDG n'est pas recommandée dans cette indication.

Néanmoins, en 1999, Sugawara et al. [48] avaient proposé une analyse cinétique du métabolisme du 18-FDG, pour tenter d'améliorer les performances de la TEP dans l'évaluation des masses résiduelles de TGNS.
Les résultats de cette étude montraient des différences significatives de la cinétique métabolique du 18-FDG selon la nature nécrotique, tératomateuse ou tumorale des masses résiduelles.
Sugawara proposait de confirmer les résultats obtenus par la réalisation d'autres études similaires, avec une population de patients plus importante.

Aujourd'hui aucune autre étude clinique de la cinétique du 18-FDG, dans l'évaluation des masses résiduelles de TGNS, n'est à notre connaissance disponible.

En 2011, une étude préclinique, discutait la possibilité de distinguer les lésions tératomateuses de la nécrose, dans les masses résiduelles de tumeurs germinales non séminomateuses après chimiothérapie, par l'imagerie TEP/TDM à l'alpha(v)-béta(3)-intégrine marqué au 18F [49].

Figure 5 : TGNS, évaluation des masses résiduelles (patient inclus) (service de médecine nucléaire de Tours).

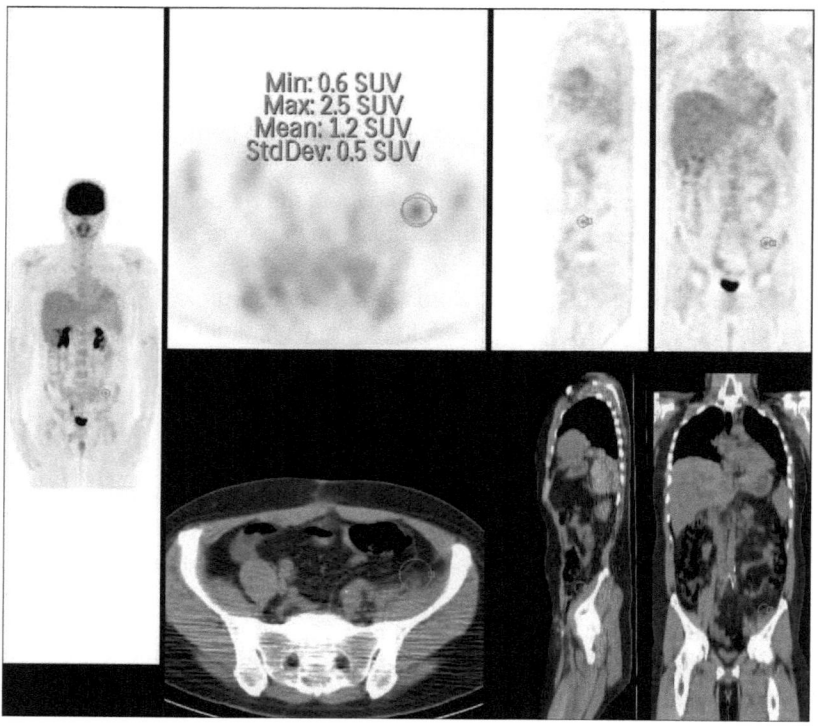

- **Recherche de récidive en cas d'augmentation isolée des marqueurs lors de la surveillance:**

Il existe très peu d'études ayant évalué la capacité diagnostique de la TEP-18FDG dans l'augmentation isolée des marqueurs.
<u>La TEP peut être utile, mais pour l'instant non recommandée, quand il existe une élévation des marqueurs et que les examens d'imagerie morphologique restent négatifs.</u>

- **Evaluation thérapeutique et rôle pronostique :**

L'identification de l'efficacité précoce de la chimiothérapie est fondamentale ;
<u>le devenir de la TEP-18FDG dans cette indication apparaît majeur :</u>

- la fixation du FDG est fonction de l'activité métabolique de la lésion.
- l'altération du métabolisme précède toujours la mort des cellules néoplasiques, ceci explique la précocité de la réduction de la fixation du FDG sous l'effet d'un traitement anti-néoplasique efficace.
- la réduction du volume tumoral perçue par la TDM et une conséquence de l'altération du métabolisme tumoral et est donc plus tardive.

Dans la prédiction précoce de l'efficacité de la chimiothérapie de rattrapage dans les rechutes métastatiques de tumeurs germinales, la TEP/TDM-18FDG est supérieure à la TDM et au dosage des marqueurs (sensibilité TEP vs TDM vs marqueurs : 100%, 43%, 15% ; spécificité : 78% vs 88% vs 100% ; VPP : 88% vs 86% vs 100% ; VPN : 100% vs 47% vs 42%) [50].

D'autre part, en 2009, une étude préclinique, menée par l'équipe de Caen, montrait que dans l'évaluation très précoce de la réponse thérapeutique, une hyperactivité transitoire à l'imagerie TEP-TDM 18FDG, pouvait témoigner d'une apoptose cellulaire et n'était pas synonyme de maladie réfractaire à la chimiothérapie.

Figure 6 : évaluation de la réponse après première ligne de chimiothérapie, comparativement aux résultats de la figure 4 : réponse métabolique
(service de médecine nucléaire de Tours).

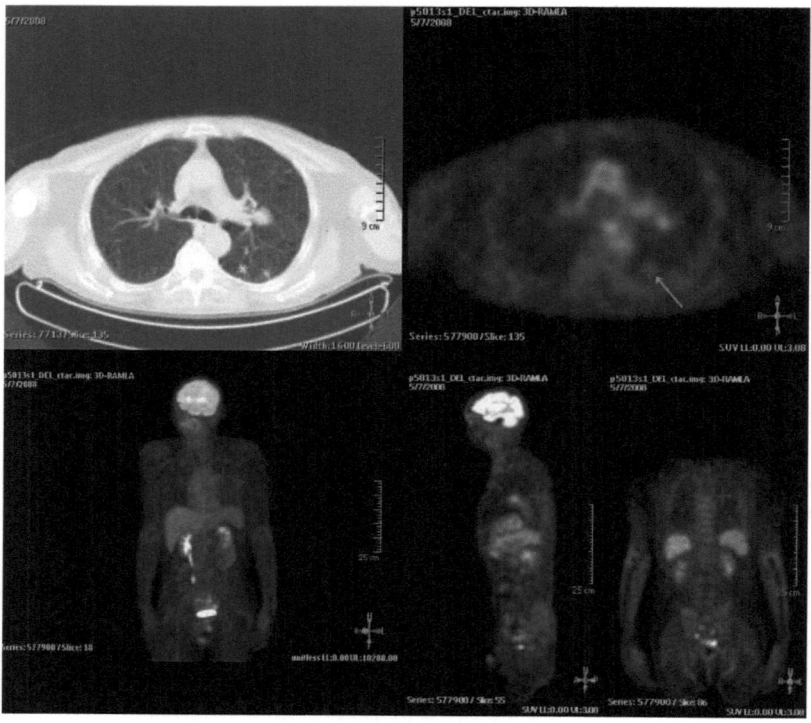

Figure 7 : évaluation de la réponse après cinquième ligne de chimiothérapie, comparativement aux résultats de la figure 5 : maladie évolutive (service de médecine nucléaire de Tours).

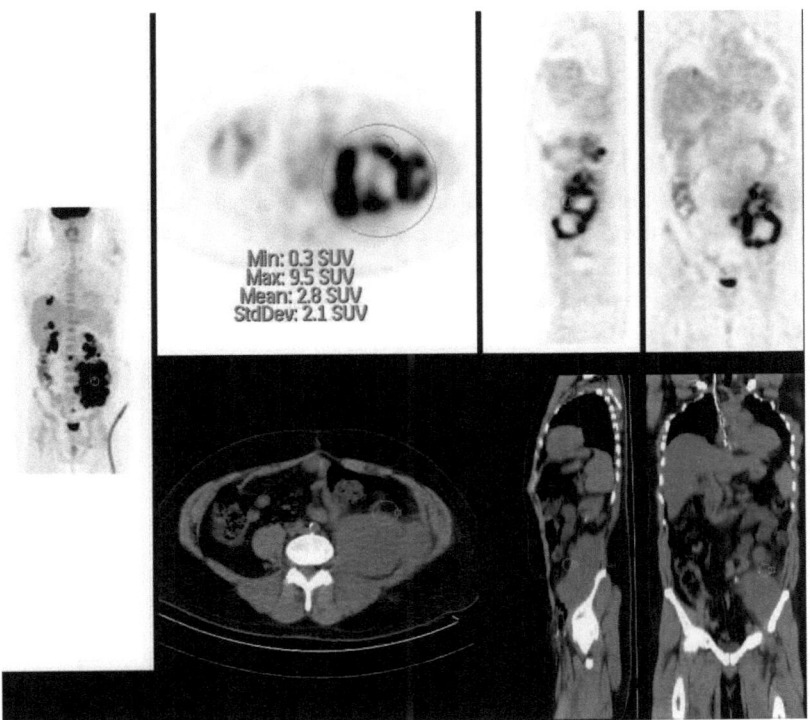

Ainsi, la littérature scientifique accorde aujourd'hui une grande place à l'évaluation du rôle pronostique de la TEP/TDM en oncologie. Toutefois, il n'y a, à notre connaissance, qu'une étude [40] disponible s'intéressant aux performances de la TEP/TDM dans les tumeurs germinales du testicule, et exclusivement dans les séminomes.

L'objet de ce travail était alors de confirmer les résultats obtenus par Bertrand et al. pour les séminomes mais aussi d'appréhender la place de la TEP/TDM dans cette indication, pour les tumeurs germinales non séminomateuses.

4. NOTRE ETUDE : ROLE PRONOSTIQUE DE LA ^{18}FDG-TEP/TDM DANS LES TUMEURS GERMINALES TESTICULAIRES.

4.1 Introduction :

L'objet de cette étude est d'évaluer le caractère prédictif de la 18FDG-TEP/TDM en terme de survie sans progression et de survie globale chez des patients atteints de tumeurs germinales du testicule.
Les performances pronostiques de la TEP, après traitement, seront comparées à celles des facteurs pronostiques de référence définis par la classification de l'IGCCCG (séminome vs TGNS, normalisation des marqueurs sériques après orchidectomie, stade TNM, traitement).

4.2 Méthodes :

Cette étude est rétrospective.

4.2.1 Critères d'inclusion des patients:

Les données ont été recueillies à partir d'une base de données ouverte depuis mars 2004. Les patients devaient être atteints de tumeurs germinales du testicule, les données disponibles devaient être suffisantes pour réaliser une classification IGCCCG complète.
La 18FDG-TEP/TDM a été réalisée après la première ligne thérapeutique (principalement BEP) ou après la seconde (VeIP) (chez 2 patients, pour lesquels la seconde ligne a été entreprise aussitôt après la première sur des critères biologique et scannographique).
Les conditions de réalisation des examens devaient être homogènes et reproductibles ; les données de suivi, d'évolution et de prise en charge, suffisantes.

Au total, 16 patients répondent à ces critères (sur une base de données proposant 65 TEP réalisés dans le cadre de tumeur germinale du testicule) dont 9 patients atteints de séminome et 7 de tumeur germinale non séminomateuse (TGNS).
L'âge moyen de cette population au moment diagnostic est de 35 ans (24-47ans).

Cette étude est multicentrique d'un point de vue du recrutement des patients (Tours, Blois, Orléans, Vendôme, Saint Doulchard, Suresnes), mais l'ensemble des examens TEP/TDM, utilisés pour cette étude, a été réalisé au CHRU de Tours.

4.2.2 Méthodologie d'acquisitions TEP/TDM-18FDG :

Les acquisitions TEP ont été réalisées pour une glycémie moyenne de 0.92 g/L (écart type : 0.75-1.14), une activité moyenne de 18F-FDG injectée de 3,97 MBq/kg (écart type : 3,31-4,76), un délai moyen entre la calibration du 18F et l'acquisition de 69 minutes (écart type : 55-120).

Les acquisitions TDM ont été réalisées sans injection de produit de contraste, en coupes de 5 mm, avec des charges allant de 80 à 120 mAs et des voltages de 120 à 140 kV, selon la morphologie du patient et le médecin responsable de l'examen.

Le champ d'exploration fut toujours au moins compris entre la base du crâne et le tiers supérieur des cuisses (l'ensemble de ces données techniques est résumé en annexe).

Tous les examens TEP/TDM ont été réalisés sur une machine Philips® Gemini Dual Slice, combinant les technologies Philips® Brilliance CT Imaging System et Philips® Allegro PET System. Cet appareil a été installé en octobre 2003.

Les données d'acquisition ont toutes été reconstruites selon le protocole Body 3D ctac-nac (algorithme itératif RAMLA 3D, correction d'atténuation par une cartographie de densité obtenue par la TDM, pas de correction de l'effet Compton, pas de correction des coïncidences fortuites).

Les données TEP/TDM utilisées dans cette étude, sont celles obtenues à partir des compte-rendus correspondant à chaque examen réalisé ou à la relecture de l'examen en cas de données insuffisantes du compte-rendu.

4.2.3 Méthodologie d'analyse des résultats :

La survie sans progression (PFS pour progression free survival) a été définie comme étant l'intervalle de temps entre le traitement et la survenue d'une récidive objectivée par l'instauration d'un nouveau traitement (chimiothérapie et radiothérapie de seconde ligne, chirurgie), ou par la date de dernière consultation, en l'absence de récidive.

Pour les 2 patients, dont la TEP/TDM a été réalisée après chimiothérapie de seconde ligne (de type VeIP), la survie sans progression a été définie par l'intervalle de temps entre ce traitement et le traitement de troisième ligne. La survie globale (OS pour overall survival) a été définie comme l'intervalle de temps entre le diagnostic (objectivé par la date des résultats anatomo-cyto-pathologiques ou par la date du compte rendu opératoire d'orchidectomie) et la date de la dernière consultation ou la date de décès.

L'objectif ce cette étude étant de comparer les performances pronostiques de la TEP/TDM en fin de traitement versus le score IGCCCG, chez les patients atteints de tumeur germinale du testicule, une analyse descriptive et une analyse de survie (selon la méthode de Kaplan-Meier, dans le logiciel statistique SAS®) ont été réalisées; les résultats obtenus ont été soumis au test statistique du log rank, afin de mettre en évidence une éventuelle significativité des résultats.

L'analyse multivariée n'a pas pu être faite en raison du faible effectif de notre population.

4.3 Résultats :

4.3.1 Analyse descriptive :

Figure 8 : caractéristiques de la population de notre étude.

Caractéristiques	Nombre de patients	Pourcentage
Total	16	
Age moyen	35,3 (24-47)	
Stage IGCCCG		
Bon	10	62,5
Intermédiaire	2	12,5
Mauvais	3	18,75
Non applicable	1	6,25
Histologie		
Séminome	9	56,25
TGNS	7	43,75
Résultat TEP		
Positif	4	25
Négatif	12	75

Parmi notre population de 16 patients atteints de tumeur germinale du testicule, 56,25 % des patients ont un séminome et 43,75 % des patients ont une TGNS.

Figure 9 : répartition de notre population en fonction du type histologique

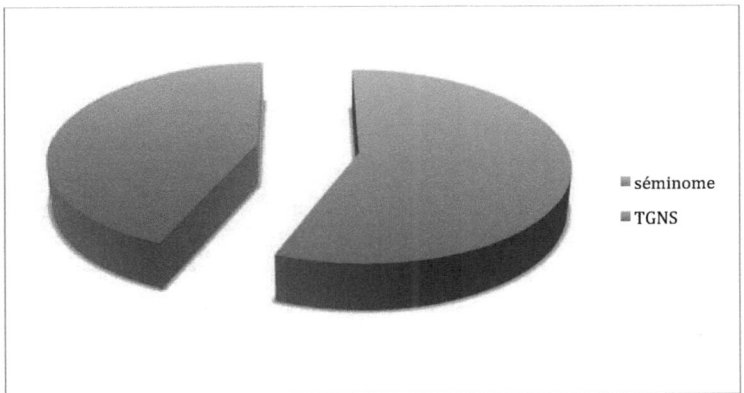

Indépendamment du type histologique, 62,5 % des patients ont un stade IGCCCG initial de bon pronostic, 18,75 % ont un stade IGCCCG de mauvais pronostic, 12,5 % ont un stade IGCCCG de pronostic intermédiaire et pour 6,25 % des patients (soit 1 patient), le score IGCCCG n'est pas applicable (séminome, stade IIa).

Figure 10: répartition de notre population en fonction du score IGCCCG

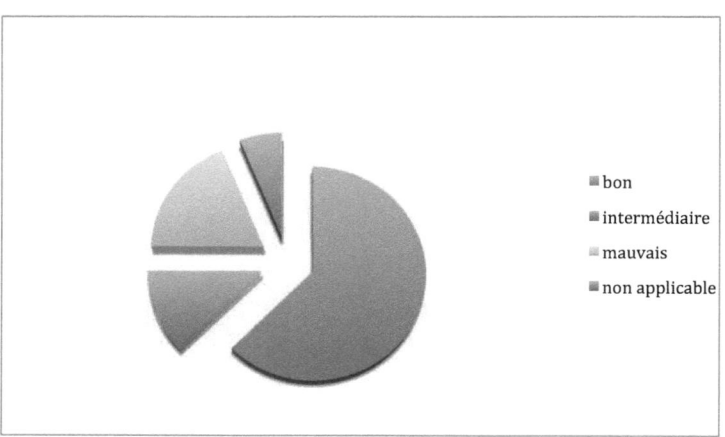

89 % de nos patients atteints de séminome ont un score IGCCCG de bon pronostic, un des patients atteints de séminome était classé stade IIa de l'AJCC, ne permettant pas de classification IGCCCG. Il n'y a pas de patients atteints de séminome avec un score IGCCCG intermédiaire.
29 % (2) des patients atteints de TGNS ont un score IGCCCG de bon pronostic, 29 % (2) ont un score intermédiaire et 42 % (3) ont un score de mauvais pronostic.

Figure 11 : PFS & OS (médiane) selon le stade IGCCCG et le type histologique, d'après notre étude

IGCCCG	Bon			Intermédiaire			Mauvais		
	Nombre	PFS en mois	OS en mois	Nombre	PFS en mois	OS en mois	Nombre	PFS en mois	OS en mois
Séminome	8 (89%)	34	47	0	-	-	0	-	-
TGNS	2 (29%)	51	53	2 (29%)	31	34	3 (42%)	5	30

Rappelons que les données disponibles de la 'littérature' montrent une répartition de l'ordre de 90% de séminome de bon pronostic, 10 % de séminome de pronostic intermédiaire (il n'y a pas de séminome de mauvais pronostic selon l'IGCCCG) ; 56 % de TGNS de bon pronostic, 28 % de pronostic intermédiaire et 16 % de mauvais pronostic.

Figure 12 : PFS & OS selon le stade IGCCCG et le type histologique, d'après la littérature

IGCCCG	Bon			Intermédiaire			Mauvais		
	Proportion en %	PFS à 60 mois	OS à 60 mois	Proportion en %	PFS à 60 mois	OS à 60 mois	Proportion en %	PFS à 60 mois	OS à 60 mois
Séminome	90	82	86	10	67	72	0	–	–
TGNS	56	89	92	28	75	80	16	41	48

Sur l'ensemble de notre population, 75 % des patients ont une TEP négative, en fin de traitement, 25 % ont une TEP positive et, parmi ces 25 %, 50% ont un séminome de bon pronostic, et 50 % ont une TGNS de mauvais pronostic.

Figure 13 : Répartition de notre population en fonction des résultats TEP/TDM

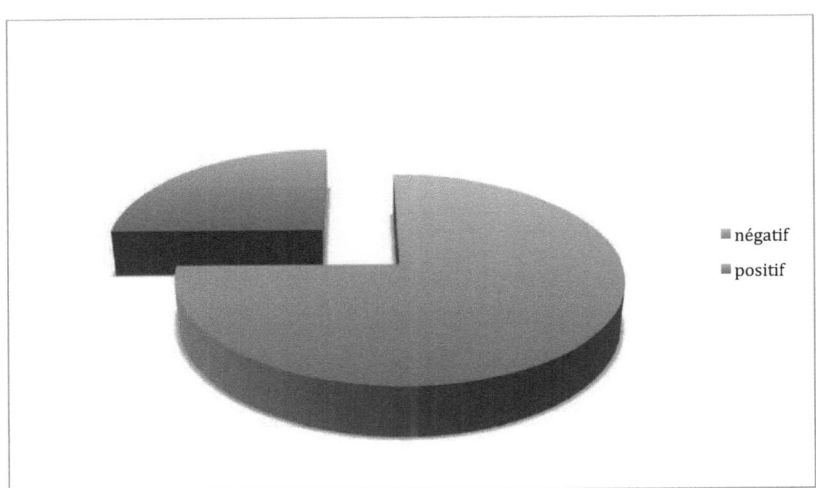

Les patients atteints de séminome avec une TEP/TDM positive en fin de traitement ont une survie sans progression médiane de 8 mois et une survie

globale moyenne de 19 mois, contre 46 et 59 mois respectivement en cas de TEP négative.
Les PFS et OS de tous les patients atteints de séminomes avec un stade IGCCCG de bon pronostic (quelque soit le résultat de la TEP), sont de 34 et 47 mois.

Parmi les patients atteints de tumeur germinale non séminomateuse, la survie sans progression et la survie globale médianes en cas de TEP positive en fin de traitement, sont respectivement de 5 et 59 mois, contre 37 et 40 mois en cas de TEP négative, tout stade confondu.
29 % avait un stade IGCCCG de bon pronostic, avec une PFS et une OS médiane de 51 et 53 mois dans ce groupe.
29% avait un stade IGCCCG de pronostic intermédiaire, avec une PFS et une OS de 31 et 34 mois.
Le groupe TGNS avec un stade IGCCCG de mauvais pronostic a une PFS et une OS médianes de 5 et 30 mois.

Figure 14 : PFS & OS (médiane) parmi les sous groupes définis en fonction du résultat de la TEP

Variables	TEP positive			TEP négative		
	nombre	PFS (mois)	OS (mois)	nombre	PFS (mois)	OS (mois)
IGCCCG						
Bon	2	7,5	18,5	10	37	50
Intermédiaire	0	-	-	2	31	34
Mauvais	2	5	59	1	26	30
Non applicable	0	-	-	1	49	50
Histologie						
Séminome	2	7,5	18,5	7	46	59
TGNS	2	5	59	5	37	40

PFS : progression free survival (survie sans progression) ; OS : overall survival (survie globale).

Enfin, sur l'ensemble de nos patients, deux sont décédés ; ils avaient tous les 2 un séminome de bon pronostic IGCCCG, mais une TEP/TDM positive en fin de traitement.

Parmi les patients présentant une TEP négative en fin de traitement, l'un d'entre eux a reçu un traitement complémentaire (radiothérapie) : sa survie sans progression a été de 46 mois, sa survie globale (censurée) de 65 mois.

Figure 15 : TEP/TDM positive : PFS & OS en fonction du score IGCCCG

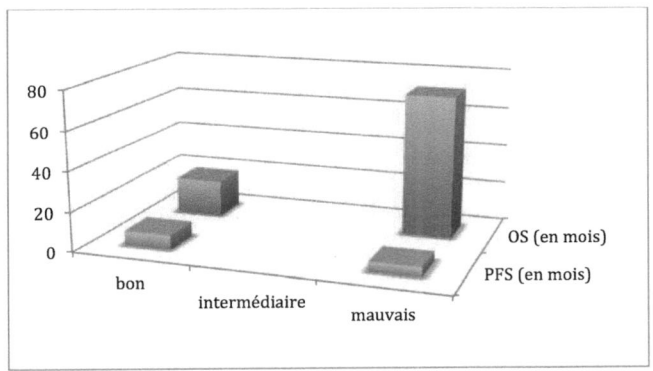

Figure 16: TEP/TDM négative : PFS & OS en fonction du score IGCCCG

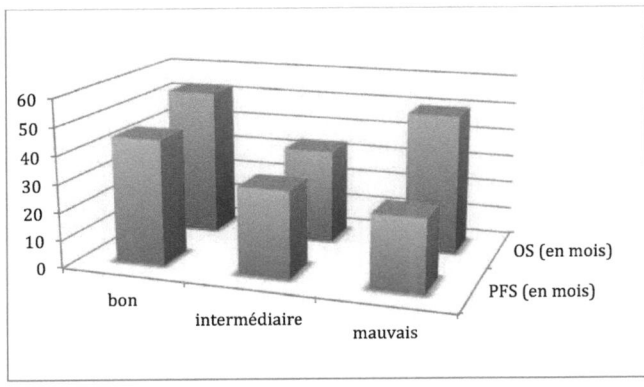

Ainsi, sur le plan descriptif :

Dans les séminomes, une TEP/TDM positive en fin de traitement semble péjorative en terme de survie sans progression et de survie globale, même en cas de bon pronostic initial IGCCCG.
Dans les TGNS, une TEP/TDM positive en fin de traitement, indépendamment du score IGCCCG initial, semble être de mauvais pronostic avec une diminution du temps de survie sans progression, rejoignant celle observée en cas de mauvais pronostic IGCCCG.
De façon générale, lorsque la TEP est positive, la durée de survie sans progression est courte quelque soit le type histologique, la durée de survie globale est courte dans les séminomes.
A l'inverse, une TEP/TDM négative en fin de traitement semble associée à des temps de PFS et OS longs, quelque soit le type histologique et le score IGCCCG initial.

Figure 17 : Synthèse, PFS & OS (médiane) en fonction des résultats de la TEP/TDM-18FDG et du stade IGCCCG, selon le type histologique

	Séminome					TGNS				
	TEP +	TEP -	IGCCCG			TEP +	TEP -	IGCCCG		
			Bon	Intermédiaire	n.a			Bon	Intermédiaire	Mauvais
PFS en mois	8	46	34	-	49	5	38	51	31	5
OS en mois	19	59	47	-	50	59	41	53	34	30

n.a. : non applicable ; PFS : progression free survival ; OS : overall survival

Figure 18 : séminome, PFS & OS, comparatif TEP/TDM vs IGCCCG

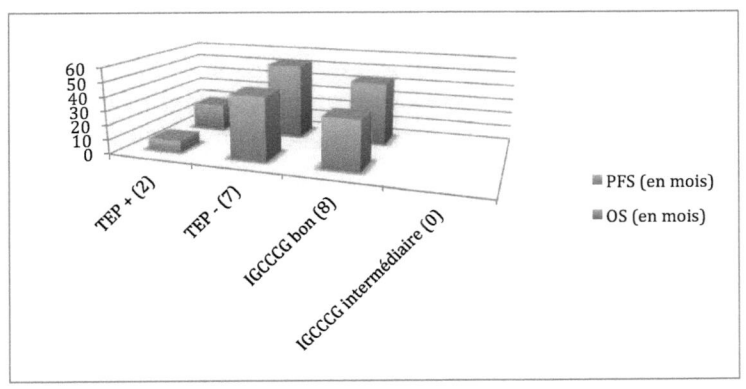

Figure 19 : TGNS, PFS & OS, comparatif TEP/TDM vs IGCCCG

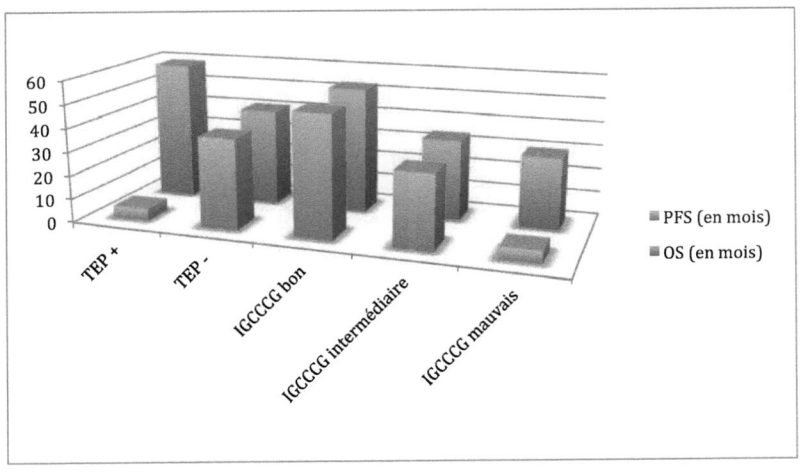

4.3.2 Analyse statistique univariée :

Il a été utilisé le logiciel de statistiques SAS®. Les probabilités de survie ont été calculées selon la méthode de Kaplan-Meier. L'analyse de la fonction de survie par la méthode de Kaplan-Meier s'exprime par un graphique portant en abscisse le temps t et en ordonnées la probabilité de survie à l'instant t.

Figure 20 : courbe de survie sans progression de toute notre population/ courbe de Kaplan-Meier

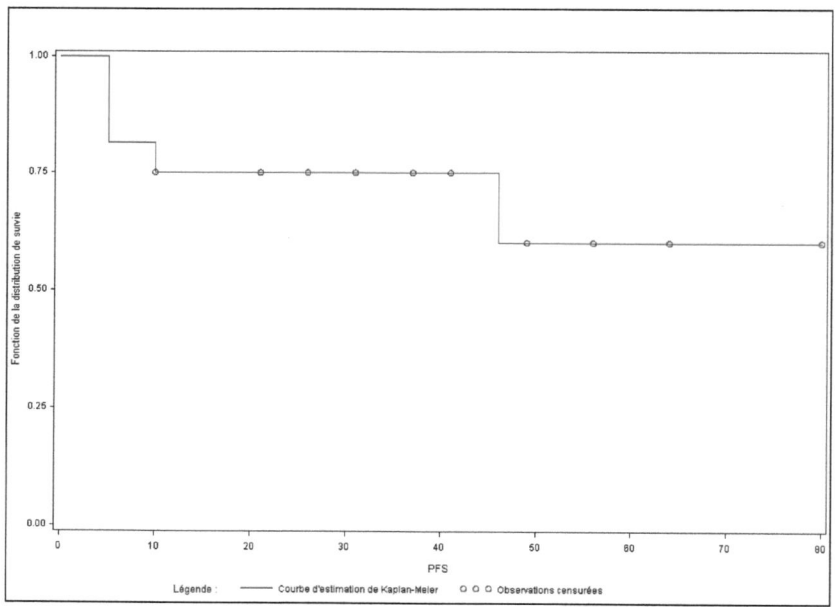

NB : des observations sont dites censurées lorsque la variable étudiée représente la durée à un événement terminal, et que l'étude est limitée dans le temps.

Figure 21 : courbe de survie globale de notre population

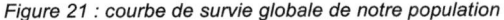

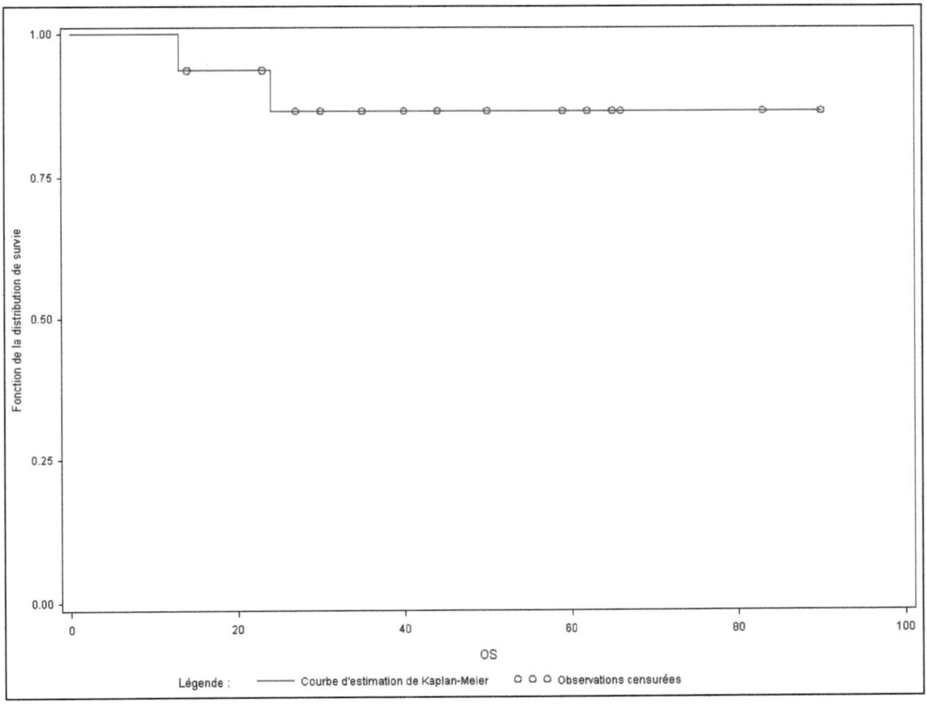

Test statistique :
Log rank pour le score pronostic IGCCCG, p=0,6.
Log rank pour le type histologique, p=0,2 ;
Donc on ne met pas en évidence de différence de survie globale selon le type histologique ni selon le score.
Ce qui ne permettra pas de réaliser d'analyse multivariée.

Figure 22: Courbes de survie sans progression en fonction du résultat TEP

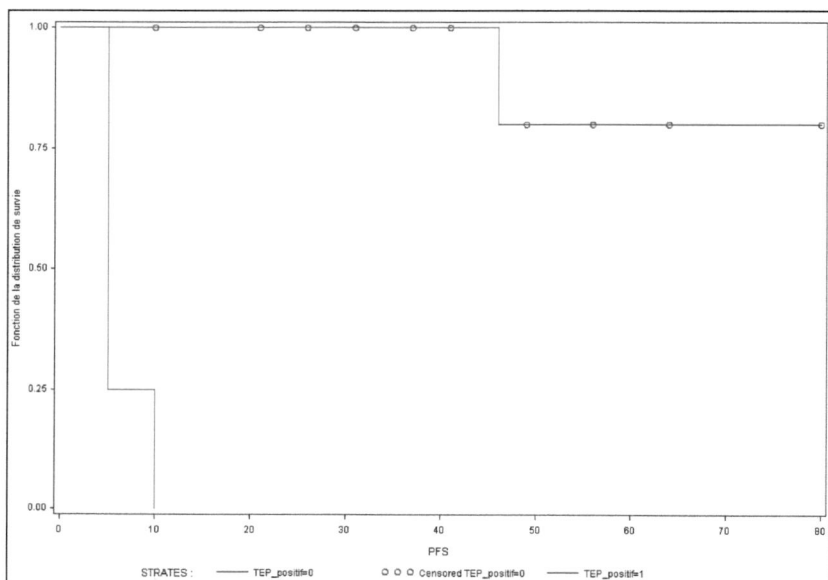

TEP+ : à 5 mois, 50% de progression ; à 10 mois, 100% de progression.
TEP- : moins de 25% de progression à 80 mois.
Afin de rechercher une différence significative de survie entre les 2 groupes, il a été utilisé le test statistique du log rank, avec ici p<0,001.
Le résultat de la TEP est donc significativement associé à l'événement rechute et la survenue de la rechute est en moyenne plus tardive dans le groupe TEP négative.

Figure 23 : Courbes de survie globale selon le résultat de la TEP

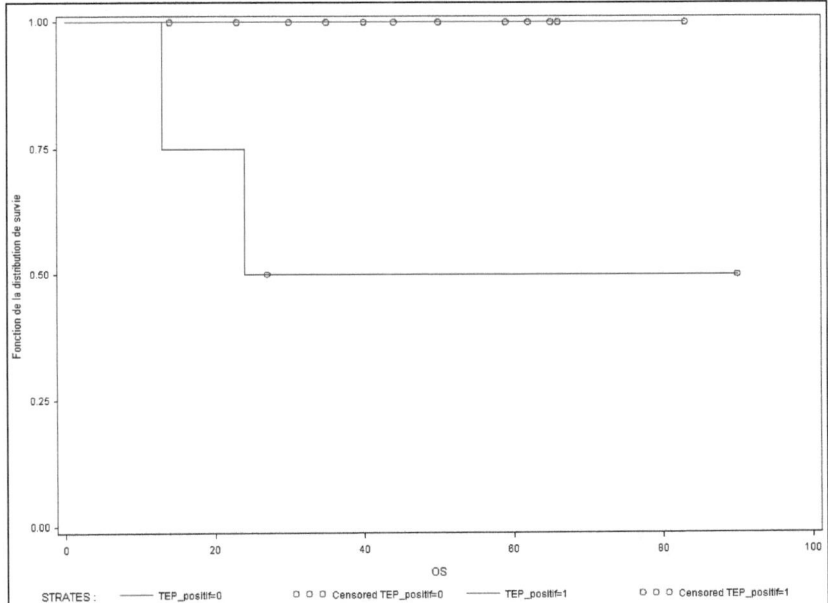

TEP+ : à 12 mois, 25% de décès ; à 24 mois, 50% de décès.
TEP- : pas de décès.
On dénombre dans le groupe TEP positive 2 décès sur 4 patients (seminome, score IGCCCG de bon pronostic), alors que dans le groupe TEP négative (12 patients) il n'y a pas de décès.
Pour comparer les 2 courbes de survie (TEP+ et TEP-) on utilise le test statistique du log rank : p = 0,01.
Ainsi, le résultat de la TEP est significativement associé à l'événement décès et la survenue du décès est en moyenne plus tardive dans le groupe TEP-.

Il n'a pas été possible de faire d'analyse multivariée du fait de l'effectif de notre population et du faible nombre d'événements.

4.4 Discussion :

Ainsi, l'objectif de notre étude était d'évaluer l'éventuel rôle pronostique de la TEP/TDM au 18FDG, dans les tumeurs germinales du testicule (séminome et TGNS).
L'analyse descriptive de notre étude semble montrer une bonne valeur pronostique de la TEP/TDM au 18FDG en fin de traitement, aussi bien en terme de survie sans progression que de survie globale, dans les séminomes et en terme de survie sans progression dans les TGNS.
Il n'a pas été montré de différence dans la valeur pronostique de la TEP/TDM en terme de survie globale chez les patients atteints de TGNS, comparativement au stade pronostique IGCCCG de référence.
Sur le plan statistique, en analyse de survie, les résultats de la TEP sont significativement associés à l'événement 'rechute', avec la survenue de rechute précoce chez les patients ayant une TEP positive en fin de traitement.
Notre étude montre surtout que les résultats de la TEP en fin de traitement sont associés à l'événement décès, avec une survie globale plus faible chez les patients ayant une TEP positive, même en cas de séminome et de score IGCCCG initial favorable.

Ces résultats semblent comparables à ceux obtenus par Bertrand et al. [40], qui montrait que les patients avec une TEP positive en fin de traitement rechutaient précocement (avec une PFS médiane de 5mois), et avaient une moins bonne survie globale (taux de survie globale à 24 mois de 47%, contre 92% chez les patients TEP négative).

Cette étude comporte cependant des limites : l'étude de survie sans progression comporte probablement un biais de définition de l'événement rechute (mise en place d'un traitement de rattrapage) ; il existe peut être aussi un biais de sélection : en effet, les patients candidats à la TEP/TDM en fin de traitement ont probablement un terrain faisant suspecter une évolution défavorable par le clinicien; rappelons qu'à l'heure actuelle la 18FDG-TEP/TDM n'est pas indiquée dans cette situation ; les résultats d'analyse de survie globale, dans le groupe TGNS avec TEP positive, sont probablement surestimés du fait des caractéristiques et du faible effectif de notre population ; l'absence de relation significative entre score IGCCCG et survies, et entre type histologique et survies, est également probablement liée à l'effectif de notre population.

De façon plus générale, notre étude est à notre connaissance la seule à évaluer la valeur pronostique de la 18F-TEP/TDM à la fois dans les séminomes et dans les tumeurs germinales non séminomateuses, il paraît souhaitable de poursuivre le recrutement et/ou de réaliser des études prospectives, afin de confirmer ces résultats préliminaires.

5. CONCLUSION

Notre étude confirme le rôle pronostique intéressant, en terme de survie sans progression et de survie globale, de la 18FDG-TEP/TDM dans les séminomes, en accord avec les données de la littérature. Les résultats de la TEP/TDM en fin de traitement semblent également être corrélés, à la survie sans progression dans les tumeurs germinales non séminomateuses.

La TEP/TDM pourrait ainsi, jouir d'une place plus importante dans la prise en charge des tumeurs germinales du testicule (notamment dans la prise en charge personnalisée du patient et pour la surveillance). Ces résultats restent néanmoins à confirmer par la réalisation d'études plus puissantes statistiquement et idéalement prospectives.

REFERENCES :

1. Durand, X. *et al.* [Recommendations Onco-Urology 2010: Germ cell testicular tumors.]. *Prog. Urol.* 20 Suppl 4, S297–309 (2010).
2. Schmoll, H.-J. *et al.* Testicular non-seminoma: ESMO Clinical Practice Guidelines for diagnosis, treatment and follow-up. *Ann. Oncol.* 21 Suppl 5, v147–154 (2010).
3. Schmoll, H.-J. *et al.* Testicular seminoma: ESMO Clinical Practice Guidelines for diagnosis, treatment and follow-up. *Ann. Oncol.* 21 Suppl 5, v140–146 (2010).
4. Eisenhauer, E. A. *et al.* New response evaluation criteria in solid tumours: revised RECIST guideline (version 1.1). *Eur. J. Cancer* 45, 228–247 (2009).
5. Al-Sarraf, N. *et al.* Clinical implication and prognostic significance of standardised uptake value of primary non-small cell lung cancer on positron emission tomography: analysis of 176 cases. *Eur J Cardiothorac Surg* 34, 892–897 (2008).
6. Takeda, A. *et al.* The maximum standardized uptake value (SUVmax) on FDG-PET is a strong predictor of local recurrence for localized non-small-cell lung cancer after stereotactic body radiotherapy (SBRT). *Radiother Oncol* 101, 291–297 (2011).
7. Billè, A. *et al.* The Prognostic Significance of Maximum Standardized Uptake Value of Primary Tumor in Surgically Treated Non-Small-Cell Lung Cancer Patients: Analysis of 413 Cases. *Clinical lung cancer* (2012).doi:10.1016/j.cllc.2012.04.007
8. Kiyohara, S. *et al.* [Usefulness of metabolic volume and total lesion glycolysis for predicting therapeutic response in cancer therapy by 18F-FDG PET/CT]. *Kaku Igaku* 47, 453–461 (2010).
9. Kim, K. *et al.* Prognostic value of volumetric parameters measured by F-18 FDG PET/CT in surgically resected non-small-cell lung cancer. *Nucl Med Commun* 33, 613–620 (2012).
10. Chen, H. H. W., Chiu, N.-T., Su, W.-C., Guo, H.-R. & Lee, B.-F. Prognostic Value of Whole-Body Total Lesion Glycolysis at Pretreatment FDG PET/CT in Non-Small Cell Lung Cancer. *Radiology* 264, 559–566 (2012).
11. Nakajo, M. *et al.* FDG PET/CT and diffusion-weighted imaging of head and neck squamous cell carcinoma: comparison of prognostic significance between primary tumor standardized uptake value and apparent diffusion coefficient. *Clin Nucl Med* 37, 475–480 (2012).

12. Machtay, M. *et al.* Pretreatment FDG-PET standardized uptake value as a prognostic factor for outcome in head and neck cancer. *Head Neck* 31, 195–201 (2009).
13. Chang, K.-P. *et al.* Prognostic significance of 18F-FDG PET parameters and plasma Epstein-Barr virus DNA load in patients with nasopharyngeal carcinoma. *J. Nucl. Med.* 53, 21–28 (2012).
14. Moon, S. H. *et al.* Prognostic value of (18) F-FDG PET/CT in patients with squamous cell carcinoma of the tonsil: Comparisons of volume-based metabolic parameters. *Head & neck* (2012).doi:10.1002/hed.22904
15. Pan, L., Cheng, J., Zhou, M., Yao, Z. & Zhang, Y. The SUVmax (maximum standardized uptake value for F-18 fluorodeoxyglucose) and serum squamous cell carcinoma antigen (SCC-ag) function as prognostic biomarkers in patients with primary cervical cancer. *J. Cancer Res. Clin. Oncol.* 138, 239–246 (2012).
16. Gallamini, A. *et al.* Early interim 2-[18F]fluoro-2-deoxy-D-glucose positron emission tomography is prognostically superior to international prognostic score in advanced-stage Hodgkin's lymphoma: a report from a joint Italian-Danish study. *J. Clin. Oncol.* 25, 3746–3752 (2007).
17. Smeltzer, J. P. *et al.* Prognostic significance of FDG-PET in relapsed or refractory classical Hodgkin lymphoma treated with standard salvage chemotherapy and autologous stem cell transplantation. *Biol. Blood Marrow Transplant.* 17, 1646–1652 (2011).
18. Yang, D.-H. *et al.* Prognostic significance of interim ^{18}F-FDG PET/CT after three or four cycles of R-CHOP chemotherapy in the treatment of diffuse large B-cell lymphoma. *Eur. J. Cancer* 47, 1312–1318 (2011).
19. Trotman, J. *et al.* Positron emission tomography-computed tomography (PET-CT) after induction therapy is highly predictive of patient outcome in follicular lymphoma: analysis of PET-CT in a subset of PRIMA trial participants. *J. Clin. Oncol.* 29, 3194–3200 (2011).
20. Ahmadzadehfar, H., Rodrigues, M., Zakavi, R., Knoll, P. & Mirzaei, S. Prognostic significance of the standardized uptake value of pre-therapeutic (18)F-FDG PET in patients with malignant lymphoma. *Med. Oncol.* 28, 1570–1576 (2011).
21. Groheux, D. *et al.* Correlation of high 18F-FDG uptake to clinical, pathological and biological prognostic factors in breast cancer. *Eur. J. Nucl. Med. Mol. Imaging* 38, 426–435 (2011).
22. Kim, B. S. & Sung, S. H. Usefulness of 18F-FDG uptake with clinicopathologic and immunohistochemical prognostic factors in breast cancer. *Ann Nucl Med* 26, 175–183 (2012).

23. Groheux, D. et al. Triple-negative breast cancer: early assessment with 18F-FDG PET/CT during neoadjuvant chemotherapy identifies patients who are unlikely to achieve a pathologic complete response and are at a high risk of early relapse. *J. Nucl. Med.* 53, 249–254 (2012).
24. Kidd, E. A., Siegel, B. A., Dehdashti, F. & Grigsby, P. W. Pelvic lymph node F-18 fluorodeoxyglucose uptake as a prognostic biomarker in newly diagnosed patients with locally advanced cervical cancer. *Cancer* 116, 1469–1475 (2010).
25. Yoo, J. et al. Prognostic Significance of Volume-Based Metabolic Parameters in Uterine Cervical Cancer Determined Using 18F-Fluorodeoxyglucose Positron Emission Tomography. *International journal of gynecological cancer: official journal of the International Gynecological Cancer Society* (2012).doi:10.1097/IGC.0b013e318260a905
26. Chung, H. H. et al. Post-treatment [^{18}F]FDG maximum standardized uptake value as a prognostic marker of recurrence in endometrial carcinoma. *Eur. J. Nucl. Med. Mol. Imaging* 38, 74–80 (2011).
27. Kitajima, K. et al. Prognostic significance of SUVmax (maximum standardized uptake value) measured by [^{18}F]FDG PET/CT in endometrial cancer. *Eur. J. Nucl. Med. Mol. Imaging* 39, 840–845 (2012).
28. Chung, H. H. et al. Preoperative [F]FDG PET/CT predicts recurrence in patients with epithelial ovarian cancer. *J Gynecol Oncol* 23, 28–34 (2012).
29. Brown, C. et al. Accuracy of PET-CT in predicting survival in patients with esophageal cancer. *World J Surg* 36, 1089–1095 (2012).
30. Zhu, W. et al. Prognostic significance of SUV on PET/CT in patients with localised oesophagogastric junction cancer receiving neoadjuvant chemotherapy/chemoradiation: a systematic review and meta-analysis. *The British journal of radiology* (2012).doi:10.1259/bjr/29946900
31. Papathanasiou, N. D. et al. 18F-FDG PET/CT and 123I-metaiodobenzylguanidine imaging in high-risk neuroblastoma: diagnostic comparison and survival analysis. *J. Nucl. Med.* 52, 519–525 (2011).
32. Kang, S. et al. Can (18)F-FDG PET/CT predict recurrence in patients with cutaneous malignant melanoma? *Nuklearmedizin* 50, 116–121 (2011).
33. Furukawa, H., Ikuma, H., Asakura, K. & Uesaka, K. Prognostic importance of standardized uptake value on F-18 fluorodeoxyglucose-positron emission tomography in biliary tract carcinoma. *J Surg Oncol* 100, 494–499 (2009).
34. Genestreti, G. et al. Prognostic Value of 18F-FDG Standard Uptake Value by Integrated PET/CT in the Staging of Malignant Pleural Mesothelioma. *Technol. Cancer Res. Treat.* 11, 163–167 (2012).

35. Baum, S. H. *et al.* Contribution of PET/CT to prediction of outcome in children and young adults with rhabdomyosarcoma. *J. Nucl. Med.* 52, 1535–1540 (2011).
36. Kornberg, A. *et al.* Patients with non-[18 F]fludeoxyglucose-avid advanced hepatocellular carcinoma on clinical staging may achieve long-term recurrence-free survival after liver transplantation. *Liver Transpl.* 18, 53–61 (2012).
37. Lee, J. W., Lee, S. M., Lee, M.-S. & Shin, H. C. Role of (18)F-FDG PET/CT in the prediction of gastric cancer recurrence after curative surgical resection. *European journal of nuclear medicine and molecular imaging* (2012).doi:10.1007/s00259-012-2164-2
38. Paldino, M. J., Wong, T. Z., Reardon, D. A., Friedman, H. S. & Barboriak, D. P. Prognostic significance of parameters derived from co-registered 18F-fluorodeoxyglucose PET and contrast-enhanced MRI in patients with high-grade glioma. *Br J Radiol* 84, 327–333 (2011).
39. Ak, I. & Ozalp, S. Prognostic relevance of F-18 fluorodeoxyglucose positron emission tomography and computed tomography in molar pregnancy before evacuation. *J Reprod Med* 54, 441–446 (2009).
40. Bertrand, S., Gauthé, M., Mahammedi, H., Culot, D. & Cachin, F. Intérêt de la TEP dans le bilan d'extension et l'évaluation de la maladie résiduelle dans les séminomes testiculaires: étude rétrospective. *Médecine Nucléaire* 36, 268–277 (2012).
41. Bonardel, G., Gontier, E., Dechaud, C., Soret, M. & Foehrenbach, H. Apport de la tomographie par émissions de positons dans la prise en charge des cancers du testicule. *Médecine et armées* 39, 33–40 (2011).
42. Basu, S. Personalized versus evidence-based medicine with PET-based imaging. *Nat Rev Clin Oncol* 7, 665–668 (2010).
43. Cremerius, U. *et al.* Does positron emission tomography using 18-fluoro-2-deoxyglucose improve clinical staging of testicular cancer? Results of a study in 50 patients. *Urology* 54, 900–904 (1999).
44. Hain, S. F. *et al.* Fluorodeoxyglucose PET in the initial staging of germ cell tumours. *Eur J Nucl Med* 27, 590–594 (2000).
45. Becherer, A. PET in testicular cancer. *Methods Mol. Biol.* 727, 225–241 (2011).
46. De Santis, M. & Pont, J. The role of positron emission tomography in germ cell cancer. *World J Urol* 22, 41–46 (2004).
47. Lassen, U. *et al.* Whole-body FDG-PET in patients with stage I non-seminomatous germ cell tumours. *Eur. J. Nucl. Med. Mol. Imaging* 30, 396–402 (2003).

48. Sugawara, Y. *et al.* Germ cell tumor: differentiation of viable tumor, mature teratoma, and necrotic tissue with FDG PET and kinetic modeling. *Radiology* 211, 249–256 (1999).
49. Aide, N. *et al.* αvβ3 imaging can accurately distinguish between mature teratoma and necrosis in 18F-FDG-negative residual masses after treatment of non-seminomatous testicular cancer: a preclinical study. *Eur. J. Nucl. Med. Mol. Imaging* 38, 323–333 (2011).
50. Bokemeyer, C. *et al.* Early prediction of treatment response to high-dose salvage chemotherapy in patients with relapsed germ cell cancer using [(18)F]FDG PET. *Br. J. Cancer* 86, 506–511 (2002).

ANNEXES

1. Analyse statistique

Variable d'analyse : PFS en mois.

PFS/ Histologie

Histologie	Nombre	Médiane	Moyenne	Ecart-type	Borne inf IC 95%	Borne sup IC 95%
TGNS	7	26	28,43	21,04	8,97	47,89
Séminome	9	37	36	24,86	16,89	55,11

PFS/ TEP+

Histologie	Nombre	Médiane	Moyenne	Ecart-type	Borne inf IC 95%	Borne sup IC 95%
TGNS	2	5	5	0	-	-
Séminome	2	7,5	7,5	3,54	-24,27	39,27

PFS/ TEP –

Histologie	Nombre	Médiane	Moyenne	Ecart-type	Borne inf IC 95%	Borne sup IC 95%
TGNS	5	37	37,8	16,72	17,03	58,57
Séminome	7	46	44,14	21,76	24,01	64,27

PFS/ IGCCCG/ TEP

IGCCCG	TEP	Nombre	Médiane	Moyenne	Ecart-type	Inf IC 95%	Sup IC 95%
Mauvais	Négative	1	26	26	-	-	-
Mauvais	Positive	2	5	5	0	-	-
Intermédiaire	Négative	2	31	31	14,14	-96,06	158,06
Bon	Négative	9	46	45,56	20,22	30,01	61,10
Bon	Positive	2	7,5	7,5	3,54	-24,27	39,27

PFS/ IGCCCG

IGCCCG	Nombre	Médiane	Moyenne	Ecart-type	Borne inf IC 95%	Borne sup IC 95%
Mauvais	3	5	12	12,12	-18,12	42,12
Intermédiaire	2	31	31	14,14	-96,06	158,06
Bon	11	37	38,64	23,78	22,66	54,61

Variable d'analyse : OS en mois.

OS/ IGCCCG

IGCCCG	Nombre	Médiane	Moyenne	Ecart-type	Borne inf IC 95%	Borne sup IC 95%
Mauvais	3	30	49	35,54	-39,28	137,28
Intermédiaire	2	33,5	33,5	14,85	-99,92	166,92
Bon	11	50	46,45	23,07	30,95	61,95

OS/ Histologie

Histologie	Nombre	Médiane	Moyenne	Ecart-type	Borne inf IC 95%	Borne sup IC 95%
TGNS	7	40	45,71	24,23	23,31	68,12
Séminome	9	50	45	24,70	26,02	63,98

OS/ Histologie/ TEP

Histologie	TEP	Nombre	Médiane	Moyenne	Ecart-type	Inf IC 95%	Sup IC 95%
TGNS	TEP -	5	40	40,6	16,43	20,20	61
	TEP +	2	58,5	58,5	44,55	-341,75	458,75
Séminome	TEP -	7	59	52,57	22,41	31,84	73,30
	TEP +	2	18,5	18,5	7,78	-51,38	88,38

OS/ IGCCCG/ TEP

IGCCCG	TEP	Nombre	Médiane	Moyenne	Ecart-type	Inf IC 95%	Sup IC 95%
Mauvais	TEP négative	1	30	30	-	-	-
Mauvais	TEP positive	2	58,5	58,5	44,55	-341,75	458,75
Intermédiaire	TEP négative	2	33,5	33,5	14,85	-99,92	166,92
Bon	TEP négative	9	59	52,67	20,47	36,93	68,40
Bon	TEP positive	2	18,5	18,5	7,78	-51,38	88,38

2. Méthodologie TEP/TDM-18FDG :

Sujet	Glycémie (g/L)	Délai (min)	Activité (MBq)	Poids (kg)	A/P (MBq/kg)	Position	TDM mAs/kV
1	0,9	0	389	82	4,13	BCMCBR	120/120
2	0,81	55	280	68	4,12	BCMCBR	80/120
3	0,82	65	260	72	3,61	VCMCBR	80/140
4	0,79	70	296	74	4	BCMCBR	80/120
5	1,09	60	319	67	4,76	BCMCBR	80/120
6	0,89	80	358	103	3,48	VCMCBLC	80/120
7	0,88	60	359	104	3,45	BCMCBR	120/120
8	0,75	65	300	75	4	VCMCBR	120/120
9	0,77	80	305	66	4,62	BCMCBR	80/120
10	0,81	55	327	81	4,04	VCMCBR	80/120
11	1,04	65	332	85	3,79	BCMCBLC	120/120
12	1,14	60	364	110	3,31	BCMCBR	80/140
13	0,8	60	319	80	3,99	VCMCBR	120/120
14	0,99	120	283	63	4,49	BCMCBR	120/120
15	0,97	70	357	96	3,72	BCMCBR	100/120
16	1,2	0	357	0	0	0	100/120
Total	14,65	965	5205	1226	59,51		
Moyenne	0,92	69	325	82	3,97		
Ecart type	0,75-1,14	55-120	260-389	63-110	3,31-4,76		

A/P : activité totale injectée divisée par le poids du patient ; BCMCBR : acquisitions base du crâne/ mi cuisse/ bras relevés ; VCMCBR : acquisitions voûte du crâne/ mi cuisse/ bras relevés ; VCMCBLC : acquisitions voûte du crâne/ mi cuisse/ bras le long du corps ; BCMCBLC : acquisitions base du crâne/ mi cuisse/ bras le long du corps ; mAs : milliampères seconde ; kV : kilovolts. La valeur 0 est appliquée quand la donnée n'est pas disponible.

 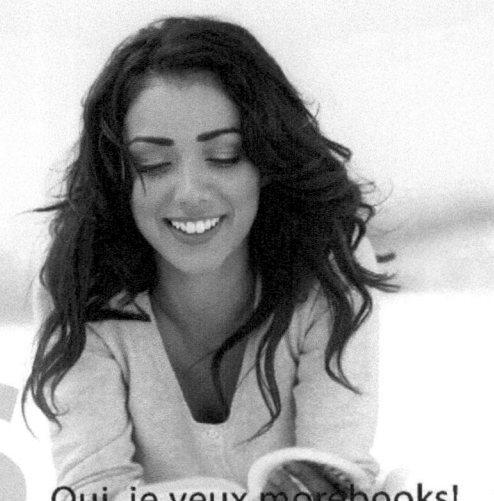

Oui, je veux morebooks!

i want morebooks!

Buy your books fast and straightforward online - at one of the world's fastest growing online book stores! Environmentally sound due to Print-on-Demand technologies.

Buy your books online at

www.get-morebooks.com

Achetez vos livres en ligne, vite et bien, sur l'une des librairies en ligne les plus performantes au monde!
En protégeant nos ressources et notre environnement grâce à l'impression à la demande.

La librairie en ligne pour acheter plus vite
www.morebooks.fr

OmniScriptum Marketing DEU GmbH
Heinrich-Böcking-Str. 6-8
D - 66121 Saarbrücken
Telefax: +49 681 93 81 567-9

info@omniscriptum.de
www.omniscriptum.de

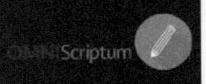

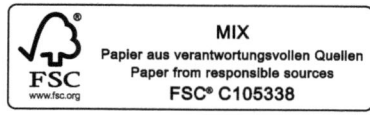

Printed by Books on Demand GmbH, Norderstedt / Germany